Soy saludable

SAMAR YORDE

Soy saludable

Transforma **tu cuerpo y tu vida**
sin ansiedad ni obsesiones

AGUILAR

Soy saludable

Primera edición: enero de 2016

D. R. © 2016, Samar Yorde
D. R. © 2016, derechos de la presente edición en castellano:
Penguin Random House Grupo Editorial USA, LLC.
8950 SW 74th Court, Suite 2010
Miami, FL 33156

Diseño de cubierta y formación de interiores: Víctor Blanco
Fotografías de cubierta: José Blanco Portada
Estilista: Luigi Chamorro
Estilista de alimentos: Liselotte Salinas
Fotografías interiores: Dondyk Riga y Angel Rodríguez
Ilustraciones: Oriana Chalbaud

ISBN: 978-1-941999-56-1
Printed in USA

Penguin
Random House
Grupo Editorial

A todos los que hoy no tienen esperanza y creen que no pueden cambiar sus vidas para siempre les entrego estas palabras de conocimiento, esfuerzo, resistencia y motivación. Porque nunca es tarde para comenzar a construir la vida que merecen.

Índice

Introducción

Esto te puede parecer conocido: hiciste una dieta que viste en una revista o te recomendó una amiga, sufriste como un náufrago al no comer y lograste perder algunas libras. Un buen día, las emociones te juegan una mala pasada (por mucha alegría o por tristeza) y terminas atracándote de comida, recuperando las libras perdidas, con onzas y pulgadas de más. Y vuelves a tu sillón frente al televisor, a los cien canales del cable, al helado, a las comidas saladas, al abuso de alcohol, las bolsas de papas fritas y a la insoportable sensación de estar condenado o condenada a una montaña rusa de frustración, aumento de peso, dietas inútiles y vergüenzas en la playa.

Si has llegado hasta aquí, seguramente eres parte de ese inmenso porcentaje de la población que no es modelo de trajes de baños ni artista de televisión. Es decir, tienes los mismos problemas que millones de personas enfrentan todos los días. Problemas para controlar la cantidad de comida que ingieres, la calidad nutricional de esos alimentos, el sedentarismo, el estrés y las exigencias de la vida cotidiana que te alejan del ejercicio y descontrolan tus horarios de comidas.

Yo vengo del infierno de la obesidad. He sufrido en carne propia —literalmente— la lucha con los pantalones, el peso y la celulitis, el odio al espejo, el llanto silencioso encerrada por no soportar las burlas y comentarios pesados que hacían las personas a mi alrededor. A todo eso me he enfrentado. Además de las miles de tareas que tenemos las mujeres, madres y trabajadoras, que luchamos para salir adelante, ganarnos el pan y velar por la seguridad y el bienestar de nuestros hogares.

Vengo de subir y bajar. De perderme en dietas, pastillas y promesas. De dar vueltas por gimnasios de moda y luchar siempre por tratar de verme como las estrellas *"hot"* de las revistas. A veces en la vida las "cosas no tan buenas" son para nuestro bien. Haberme asomado a la obesidad me ha dado una visión mucho más amplia de este problema. Es una lucha constante entre las emociones y la razón: comer un chocolate para llenar un vacío emocional, en vez de salir a correr, por ejemplo, que sería una opción mucho mejor.

En lo personal, la frase que siempre usaba como pretexto para no asumir mi responsabilidad sobre el control de mi peso y mi cuerpo era "no tengo tiempo", y por eso postergaba tomar medidas racionales y me dejaba derrotar por la indisciplina y la falta de voluntad. Hoy puedo decirles, después de haber cambiado buena parte de mis hábitos, que en mi consulta médica he visto que miles de pacientes obesos usan la misma excusa —el tiempo, el trabajo o la familia— para justificar el sobrepeso y la enfermedad.

Muchas personas —quizás tú seas una de ellas— sólo se acuerdan de que tienen un cuerpo cuando lo sienten enfermo, pesado o débil. Incluso hay quienes abusan de su salud y llevan las cosas al extremo: se intoxican, se exceden, se estresan, se automedican. Al final, cuando su pobre cuerpo se rebela con alguna enfermedad o simplemente no respondiendo en el momento físico o sexual, entienden que lo más importante en el mundo es tener un cuerpo fuerte y saludable.

La salud es la mayor bendición que alguien puede tener y es el resultado de cuidar la mente y las emociones, de tener hábitos de vida saludables, higiene personal, buena alimentación, actividad física regular y tiempo libre para descansar, querer y ser queridos.

Todo lo puedes cambiar tú mismo

La buena noticia —si no has salido corriendo a esconderte detrás de unas cervezas, unos chocolates o una grasienta bolsa de papas fritas— es que todo lo puedes cambiar tú mismo, a partir de ahora, sin esfuerzos extraordinarios, sin castigos absurdos, ayunos, oraciones o cosas raras. Incluso puedes cambiar tu cuerpo sin que te cueste más dinero de lo que normalmente gastas engrosando la bomba de tiempo que ocultas bajo tu camisa.

No hay soluciones mágicas, ni pastillas maravillosas, ni comidas milagrosas, ni la "dieta final", ni, mucho menos, una cirugía que revierta los años de abandono, abuso, sedentarismo y mala alimentación. Y aunque existan implantes para casi cualquier parte del cuerpo, aún no han inventado los más importantes: los implantes para la autoestima, el amor verdadero y la satisfacción con tu propia vida.

De esto se trata el libro que tienes en las manos. Aquí pongo a tu alcance una herramienta poderosa para que tú mismo traigas salud, autoestima, fuerza y alegría a tu cuerpo, tu familia y tu vida social.

Esta herramienta costó años de estudios médicos y otras ramas científicas, semanas de concienzudos esfuerzos en la cocina y en gimnasios, entrenando bajo techo o al aire libre. Pero, sobre todas las cosas, este libro tiene, en sus mensajes y recomendaciones, la sabiduría forjada en el sufrimiento propio y en el de miles de pacientes obesos que hemos atendido en nuestra consulta médica.

Como médica especialista en salud pública, estoy consciente de la importancia de la prevención para mantener la salud y la calidad de vida. Según cifras de la Organización Mundial de la Salud (OMS) las causas de muerte más comunes en el mundo son las enfermedades cardiovasculares (corazón y vasos sanguíneos), el cáncer, la diabetes y las enfermedades pulmonares crónicas, y están relacionadas con el 68% de los fallecimientos anuales. Una alimentación poco saludable y la falta de actividad física regular son los principales factores de riesgo de que aparezcan estas enfermedades, y ambos hábitos pueden ser modificados.

No te hablaré desde la frialdad de un salón de clase, un laboratorio clínico o un consultorio médico. Te estoy hablando y escribiendo con la fuerza de los días acumulados en horas y horas atendiendo pacientes obesos, siendo testigo de sus luchas, sus miedos, sus rupturas emocionales, pero también viéndolos sonreír al perder libras y medidas, al desechar esos viejos pantalones, al recuperar su autoestima, su confianza, su capacidad de trabajo e incluso su sexualidad.

Sobre las páginas de este libro flotan emociones, esperanzas, frustraciones y reivindicaciones. Aquí verás consejos médicos para comprender y enfrentar la obesidad. También sabrás lo que muchos te ocultan para que sigas comprando dietas absurdas, revistas, pastillas o implementos de cocina inútiles. En este texto quiero mostrarte un camino de alegría y bienestar corporal, de salud y buena comida, de motivación y disciplina. Y más que mostrarte el camino, quiero recorrerlo contigo.

Hoy, con años de experiencia médica y en otras disciplinas científicas, con cientos de horas atendiendo pacientes y viéndo los cambiar sus vidas, con miles de seguidores que nos contactan y siguen en redes sociales, conferencias y medios de comunicación, puedo decirte que el camino para una vida saludable es fácil, divertido y natural. Los complicados somos nosotros.

Cuerpo sano, mente serena

La mayoría de la gente del mundo real no busca exclusivamente un abdomen definido o unas piernas de acero. Lo que realmente buscan es sentirse sanos, fuertes, ligeros, ágiles, felices, jóvenes, además de gozar de una vida saludable, productiva, larga y llena de energía. Dentro de eso que llaman "ser saludable" se encuentra el bienestar emocional y comer lo que nos gusta, incluyendo esas comidas altas en calorías, de vez en cuando.

Un cuerpo sano y una mente serena deben ser nuestra prioridad en la vida. Esa es una de las cosas que más me costó aprender. A veces, por querer abarcar mucho y atender todo lo "urgente" que ocurre en nuestras vidas, nos colocamos en último lugar: grave error. Descuidamos nuestra alimentación, nos volvemos sedentarios, nos estresamos de más, comenzamos a escuchar a nuestra astuta mente perversa llena de excusas para sabotearnos y nos lanzamos por el valle del abandono, hasta que nos sorprende una enfermedad para recordarnos que debemos regresar al camino de la salud.

Las bases del peso saludable y la vida sana están en la mente. Lo más importante no es el método o la modalidad. Las claves para alcanzar y mantener un peso saludable son: comer sanamente el 90% del tiempo, hacer actividad física de forma regular, controlar la ansiedad y mantener la motivación. Parece una tontería, o un lugar común, pero lo cierto es que en la sencillez de esta lección radica el secreto de la salud y la fuerza.

Caminemos juntos

Con este libro te invito a recorrer un maravilloso camino que consta de cuatro estaciones. En la primera parte compartiré contigo mi historia de luchas, aciertos, errores y todo lo aprendido en el camino para lograr un peso saludable. Encontrarás las herramientas para aprovechar al máximo tu "hora 0", que no es más que el momento clave en el que tomas la decisión de cambiar tu vida. Notarás que lograr un peso saludable va más allá del "querer verse bien". Se convierte en un contrato contigo mismo para ser feliz y vivir mejor. Entenderás que la obesidad es una enfermedad que le pasa una enorme factura a tu salud y calidad de vida. Y por último, aprenderás la fórmula secreta para lograr un peso saludable.

En la segunda parte te prepararemos para ganar la batalla. Aquí compartiremos información médica, nutricional y los datos que necesitas para saber qué hacer y cómo hacerlo bien. Conocerás las mejores opciones alimenticias y aprenderás a leer las etiquetas nutricionales, para sustituir lo rico pero inconveniente por lo rico y saludable. Sabrás perfectamente qué hacer para no caer en trampas mientras recorres este nuevo camino. Aprenderás que un mercado saludable es la mejor farmacia que puedes tener en tu casa. Y entenderás que cada comida es importante para lograr el peso que deseas.

En la tercera parte vamos a lo práctico. Te entregaremos un modelo de alimentación saludable y un plan de ejercicios para lograr tus objetivos de forma responsable y eficiente. Compartiremos las herramientas para controlar la ansiedad por comer y lograr un peso saludable, desde la serenidad y la alegría, sin obsesiones. Conocerás los suplementos nutricionales seguros que podrán ayudarte a optimizar el esfuerzo. Y por último, aprenderás las técnicas básicas para cocinar los alimentos de forma saludable sin perder sabor o nutrientes.

En el último trayecto de este camino encontrarás las herramientas más útiles para mantenerte motivado y alerta. Obtendrás todo el poder para convertir tus intenciones en acciones y resultados. Construiremos juntos un plan de acción para mantener el rumbo y lograr tu meta en el menor tiempo posible.

Una vez que lo inicies, no querrás jamás abandonar el camino. Conviértete en un guerrero y sálvate a ti mismo. Rompiendo tus cadenas mentales te liberarás del ciclo eterno del fracaso y el abandono. Con este libro podrás obtener la vida extraordinaria que has soñado, dondequiera que te encuentres, sin importar tu pasado, tu situación actual, tu edad, tu peso, tu condición económica o social, o tus circunstancias de vida.

Deja de sabotearte, conviértete en el escultor de tu vida y tu cuerpo. Puedes hacerlo. Sigue adelante, aquí y ahora, empieza tu propia batalla de independencia. Avanza, da el primer paso, yo voy contigo.

¡Esto apenas comienza!

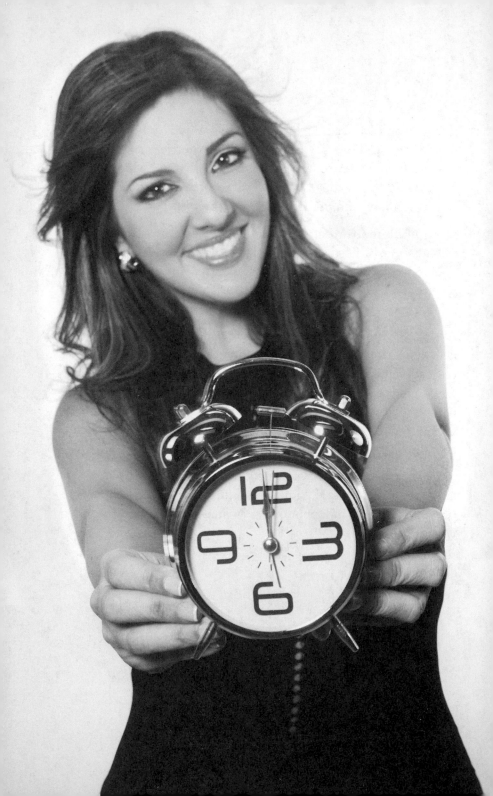

PRIMERA PARTE

DE LA OSCURIDAD A UN NUEVO AMANECER EN TU VIDA

CAPITULO 1

Yo vengo de allí

Lo que no me mata, me hace más fuerte.
FRIEDRICH NIETZSCHE

Mis desventuras comenzaron cuando tenía diecisiete años, en la edad de los amores tempranos y las primeras decepciones, cuando empezamos a fijarnos en los chicos y descubrimos que no todas somos iguales, que la apariencia sí importa y que muchas veces las personas no valoran las cualidades emocionales o la personalidad, y prefieren una cara bonita, una cadera estrecha o unas buenas piernas. A esa edad, en la adolescencia, comencé a preocuparme por mi peso. Me costó aceptar que tenía que cuidar lo que comía y prohibirme ciertos placeres que mis amigas podían disfrutar. No me sentía afortunada. Si Dios hubiese bajado en ese momento de mi vida para concederme un deseo le hubiera pedido, sin dudarlo ni un minuto, la dicha de poder comer "de todo" como mis amigas, sin aumentar un solo gramo.

No me gustaba mi cuerpo porque no era delgado comparado con el resto de las chicas de mi grupo. Mis piernas eran gruesas. A esa edad, mi peso oscilaba entre 132 y 147 libras (60 y 67 kg). Recuerdo que me inscribí en el primero de muchos comedores dietéticos en mi ciudad y logré bajar de peso hasta 125 libras (57 kg). Jamás olvidaré esa cifra maravillosa en la que pude mantenerme durante muy poco tiempo.

Antes de salir embarazada a muy temprana edad, con mucho esfuerzo me mantuve en un peso "decente": alrededor de 132 y 141 libras (60 a 64 kg), para mis 5 pies 3 pulgadas (1.62 m) de estatura. En mi primer embarazo aumenté 44 libras (22 kg). Los ocho años siguientes estuve obesa la mayor parte del tiempo. Ocho años después, cuando pesaba 180 libras (82 kg), salí embarazada de nuevo y llegué a pesar más de 220 libras (100 kg) en el último mes del embarazo. Luego de mi segundo embarazo, me quedaron 74.8 libras (34 kg) de exceso, alcanzando un peso jamás imaginado.

Los siguientes años se volvieron mecánicos. Dejé de arreglarme como antes, no me interesaba comprar ropa, hacía compras compulsivas para mi casa, me coloqué en el último lugar de mi lista de prioridades, intentaba cuanta dieta se me cruzaba en el camino para abandonarla al poco tiempo, visité todos los médicos de mi ciudad para adelgazar, mientras me dedicaba a graduarme en Medicina, estudiar mi primer postgrado, trabajar en la administración pública de salud y atender a mi familia. Dejé de existir sin darme cuenta.

Ésa fue mi vida durante muchos años: una montaña rusa. Era una sorpresa constante para los que me conocían. Nunca se sabía cómo me podían encontrar: con la talla 4 o la 14. Como dije en la introducción, conozco el infierno desde dentro y toda mi vida he luchado contra la cultura de la comida en abundancia como premio y consuelo, contra la genética, la falta de tiempo, el metabolismo, la ansiedad extrema, la frustración, la tristeza, el vacío emocional, la inseguridad, el miedo y la soledad.

Quizás me parezca a ti y a la mayoría de las personas en el mundo: aquellas que deben cuidarse todo el tiempo para mantener el peso y la salud. Aquellas que si se despechan se comen un postre en la madrugada, que lloran viendo películas, que comen chocolates cuando se sienten tristes o solas. Aquellas que tienen que trabajar duro para subsistir, mientras deben atender a sus seres queridos, aquellas que no disponen de mucho tiempo para cocinar o hacer ejercicio. Las estresadas, las ansiosas, las que no cuentan con ayuda todo el tiempo para poder dedicarse exclusivamente a su cuerpo y su bienestar.

El vacío no se llena con comida

Ésta es la lección más grande que he aprendido. A lo largo de esos años siempre estuve insatisfecha con algún aspecto de mi vida, y cada vez que llegaban los problemas de pareja, las dificultades económicas, la sobrecarga de estudio y trabajo o los conflictos de cualquier índole, manejaba mucha ansiedad o tristeza y terminaba en la nevera tratando de llenar con comida el vacío emocional. Luego aumentaba de peso y me creaba un problema adicional, que me llevaba a la nevera de nuevo, dando vueltas en un círculo vicioso.

Buscaba algo que no llegaba, anclando mi felicidad en lo que estaba por venir. Pero lo más curioso es que una vez que conseguía el objetivo por el que me angustiaba tanto, me ponía una nueva meta más alta. Y todo el ciclo volvía a comenzar.

Si miro hacia atrás y me observo en algún momento de ansiedad, tristeza o depresión, recuerdo que mi gran deseo era ingerir carbohidratos malos: harinas, chocolates y azúcares en general. Muchas veces, cuando estamos insatisfechos o pasamos por momentos difíciles, nos encontramos demasiado ocupados tratando de salir adelante para detenernos a ver qué pasa con nuestro cuerpo. Eso es un grave error porque el vacío emocional no se llena con comida.

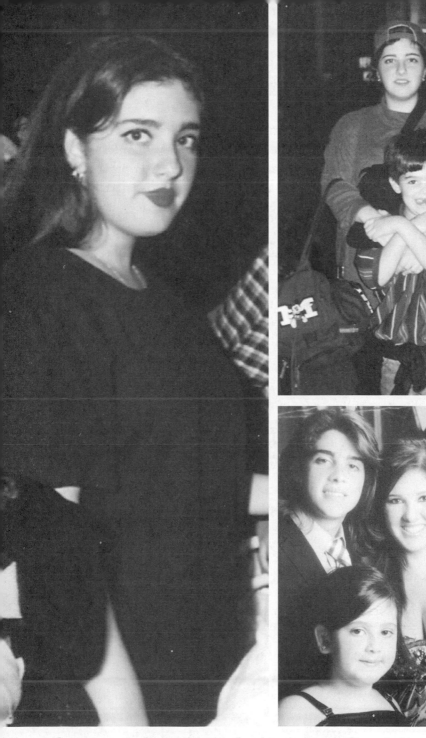

Comencé a preocuparme por mi sobrepeso a los 17 años. Después de que nacieron mis hijos, no perdí el peso ganado y me coloqué en el último lugar de mi lista de prioridades. Dejé de existir sin darme cuenta.

A lo largo de los últimos años mediante estudios, experiencias, atención de pacientes, entrevistas y conferencias, me he dedicado a difundir buenos hábitos de vida para que todas las personas, como tú y yo, puedan vencer sus barreras para lograr la salud y el bienestar, desde la alegría y la serenidad, sin obsesiones.

Mi meta actual es crear una "cultura saludable" —por eso nuestra red se llama @soysaludable— basada en el equilibrio emocional, la alimentación sana y la actividad física adecuada.

Cultiva tu fuerza interior

Un consejo que te ofrezco al principio del libro es que busques la fortaleza mental como único camino seguro y permanente para obtener un cuerpo fuerte, saludable y atractivo, además de una vida serena. Éste es nuestro principal mensaje. Te lo resumo en las siguientes recomendaciones.

---

1. Come bien la mayor parte del tiempo; para ello, cocina con amor y respeto por tu cuerpo, selecciona los mejores alimentos y cuida las porciones. La mesa es una fiesta para recuperar energías y compartir con tus seres queridos.

---

2. Haz ejercicio y actividad física con frecuencia. "Mente sana en cuerpo sano", como reza el viejo adagio latino que se remonta a los inicios de la era cristiana. El ejercicio genera beneficios emocionales muy superiores a cualquier mejora de la apariencia física.

---

3. Controla tus emociones, busca siempre la ecuanimidad y la serenidad frente a los acontecimientos. Echa mano de la filosofía, la meditación, el yoga y la psicología.

---

4. Duerme y descansa adecuadamente. El sueño es un indicador de salud mental. Busca relajarte antes de dormir evitando temas difíciles, cenando ligero y distrayendo tu mente con lecturas amenas o programas de televisión que sean agradables.

5. Educa y amplía tu mente con valores éticos y conocimientos útiles. El estudio y la búsqueda de lecturas edificantes son la mejor herramienta para expandir tu pensamiento. Ocupa tu mente en algo productivo.

Te invito a iniciar este camino de salud y vida conmigo y con millones de personas que, al igual que tú, están luchando para cumplir con sus metas laborales y familiares, sin descuidar su cuerpo y su mente. Sigamos juntos en esta cruzada.

Este es el inicio de nuestro camino; espero que disfrutes el recorrido.

CAPITULO 2

Hora 0: un nuevo comienzo

Lo que la oruga llama el fin,
el resto del mundo le llama mariposa.
LAO TSÉ

Has vivido durante mucho tiempo hacia arriba y hacia abajo, en una montaña rusa con el peso, que siempre gira en círculos y no te lleva a ningún lado, gastando dinero e invirtiendo ilusiones que se estrellan cada vez que recuperas el peso que habías bajado. Y entonces, un buen día te despiertas odiándote. No sabes cómo llegaste hasta ese punto, ni cómo se perdieron tus sueños. Te asombras al ver el paisaje que te rodea: un cuerpo que no reconoces ni aprecias, hábitos alimenticios destructivos o poco saludables, tu energía decreciendo, pierdes fuerza, belleza, juventud y concentración. Tu mundo empieza a tambalearse. Y el cuerpo en el que has vivido todos estos años muestra signos de deterioro y cansancio. Estás fuera de forma, exhausto y confundido.

Te felicito: si llegaste hasta este punto, realmente estás listo. Tu mente y tu cuerpo te están pidiendo un cambio. Has llegado a tu *hora 0*, al momento perfecto para cambiar tu vida y comenzar a vivir de manera inteligente, saludable y serena.

Según sostiene el Dr. Phil McGraw en su libro *La solución definitiva al sobrepeso*, la hora 0 es el momento crucial en que no hay marcha atrás y estás frente a la esencia misma del respeto que sientes por ti. Te has hartado a tal punto de tus hábitos y tu patrón de vida que te das cuenta de que ya no puedes vivir de esa manera. Es lo que los alcohólicos llaman "tocar fondo". Es cuando cambias de opinión y piensas que no es demasiado tarde, que mereces más y que ya no te seguirás negando. Es cuando borras el pizarrón y empiezas de nuevo. El cambio sucederá porque tú harás que suceda, porque sabes lo que quieres y te moverás hacia allí de una forma comprometida y concentrada.

La única razón por la cual no estás donde quieres estar es por la historia tonta que te repites todos los días. Te has llenado de excusas que simplemente te alejan del objetivo. Independientemente de qué tan preparado estás o cuánto pesas, ni qué tan disgustado estás con lo que ves en el espejo, a partir de ahora tendrás la oportunidad de arreglar para siempre tus problemas de peso y lograr una vida saludable. Es posible, puedes hacerlo porque tienes dentro de ti todo lo que necesitas para deshacerte del peso que te sobra, estar saludable y vivir la vida que deseas y mereces.

Este libro te enseñará cómo lograrlo. Llegó el momento de abrir las puertas hacia el gozo de poseer un peso saludable para siempre. Nunca es tarde para darte la vida que mereces.

Mi hora 0

Los años 2007 y 2008 fueron particulares en mi vida porque trastocaron por completo todo lo que yo era. Mantenía mi peso en una lucha agónica de subidas y bajadas, vivía presa de la ansiedad y lidiaba con un matrimonio que naufragaba. Me refugié en el trabajo y logré varias cosas importantes. Con grandes sacrificios, pastillas para quitar el hambre y dietas "locas" llegué a controlar mi peso sin saber que una bomba de tiempo estaba activada en mi mente y que podría hacer explosión en cualquier momento.

En el año 2007 ocurrieron de forma casi seguida una serie de acontecimientos: falleció un primo muy cercano al que quise mucho; me separé del padre de mis hijos; mi hijo se mudó a Estados Unidos y me robaron el pasaporte cuando lo acompañaba, por lo que no lo vi durante nueve meses, hasta que logré renovar mi pasaporte y visa americana. Pero además, un sábado en la tarde, inolvidable por lo trágico, se incendió mi apartamento y perdí prácticamente todo. Resultado: depresión, ansiedad, ataques de pánico y 44 libras (20 kg) de más en un año.

El año siguiente recibí la sentencia de divorcio en un ambiente de mucha tensión, resentimiento, miedo e inseguridad. Como si esto fuera poco, perdí mi empleo en la administración pública, en el cual había prestado servicios de salud a un gobierno municipal y al gobierno regional de mi estado durante más de diez años. Ambos clientes absorbieron todos mis esfuerzos y, para mi asombro y desesperación, fueron retrasando sistemáticamente el pago de estos servicios médicos, los cuales yo misma me negaba a suspender para no afectar a los empleados y ciudadanos beneficiarios de los mismos. La estocada final sucedió cuando las elecciones dieron lugar a un cambio de gobernantes: no pagaron las deudas acumuladas a lo largo del año y los nuevos administradores no las reconocieron con alguna promesa de pago. Así de simple: en una semana me quedé en la quiebra, sin importarle ni dolerle a nadie.

Tuve que entregar oficinas, despedir a un personal valiosísimo y perder la mayoría de mis ahorros para pagar las deudas. Resultado: unas 17 libras (8 kg) más de sobrepeso y más depresión, más ansiedad, más ataques de pánico, más soledad y más tristeza.

En dos años lo perdí casi todo: mi hogar, mi familia, mi casa, mi trabajo y, sobre todo, mi paz interior. Toqué fondo. Hasta abajo. Estaba enferma y cansada de estar enferma y cansada.

Y llegué a *mi hora 0*.

Tenía claro que me quedaban dos opciones: seguir sumida en el dolor, la frustración, la enfermedad, la impotencia y el miedo, o crear un plan para salir del pantano. Tenía que comenzar por algún lado y decidí empezar por mi mente. Si no tenía salud mental y emocional, no podría "sacar la cabeza del agua". Visité de nuevo a mi amiga y psiquiatra Mónica Mosquera para retomar el tratamiento contra el trastorno de pánico. Era mi segunda recaída, por lo que me sentía muy frustrada. Asistí a mis consultas y cumplí el tratamiento durante los seis meses que me indicó; eso me permitió salir a flote.

Casi al mismo tiempo, decidí resolver mi situación económica. Sólo contaba con un apartamento, un carro y unos magros ahorros, sin embargo, agradecía a Dios porque tenía techo y comencé a contar mis bendiciones. Busqué trabajo con otros gobiernos y ninguno me abrió la puerta. Luego de dos años sin empleo, sobreviviendo con lo que me quedaba de mis ahorros, más obesa y ansiosa que nunca, decidí cambiar de estrategia.

La luz siempre llega

No tenía trabajo, pero tenía una profesión: yo era médica, con una maestría en salud pública, y decidí regresar a ella. Un día cualquiera llamé a mi amiga Carlota Urdaneta y ella me habló de un Curso Superior Avanzado en Medicina de Obesidad, que impulsaba la Sociedad Científica Venezolana de Obesología. Para asistir a dicho curso debía viajar una vez al mes a Caracas a recibir clases y el resto se hacía a distancia. Escribí una nota a la Dra. Mariela Berrisbeitia, coordinadora de dicho curso y enseguida me abrieron las puertas. Comencé a estudiar el odioso fenómeno de la obesidad, buscando una salida para mi problema. Así comencé a aplicar lo que aprendía en mi propia vida.

Al mismo tiempo, comenzaba el auge de las redes sociales en Venezuela, que ocupa el tercer lugar del mundo en penetración de Twitter. Una gran amiga, Cristina Wilhelm, que se iniciaba en una empresa de *marketing* digital junto a sus socias Antonieta y Maru, me persuadió para que abriera una cuenta de Twitter y compartiera información médica. Y hasta me creó un nombre de cuenta que me encantó: @SoySaludable. Eso era lo que yo quería: *ser saludable*. Gracias por eso, Cristina.

Cuando comencé a participar en las redes sociales pesaba más de 198 libras (90 kg), pero tenía dos sueños: liberarme de la obesidad, la depresión, el miedo, la inseguridad y los ataques de pánico, y ayudar e inspirar a otros para que lo lograran conmigo. Entonces, visualizaba la vida que quería y me construí un personaje ideal: la Dra. @SoySaludable, que compartía con sus escasos seguidores todo lo que aprendía en el postgrado de medicina de obesidad.

Muchos me dijeron que era una locura, que tenía que bajar de peso antes de atreverme a hablar de salud y nutrición en las redes sociales. Algunos se burlaron cruelmente, pero otros me apoyaron, por ejemplo, mis seguidores en las redes sociales, que comenzaron a seguir mis consejos y a lograr cambios. Eso fue mi mayor inspiración. También se acercaron algunos médicos, nutricionistas y psicólogos para formar parte de mi inigualable grupo de colaboradores. Hoy, cuatro años después, puedo decir con propiedad que @SoySaludable cambió mi vida.

Mi proceso para bajar de peso ha sido lento pero seguro, y así lo preferí. Me resistí a volver a hacer dietas estrictas o locas y comencé poco a poco a cambiar mis hábitos. Me alejé de las frituras, los embutidos altos en grasa, la margarina, la leche entera, el azúcar, las golosinas y otros alimentos que llenaban mi despensa. Ahora quizás los pruebe esporádicamente. Dejé las carnes rojas, como mucho pescado y ocasionalmente pollo o pavo. La mayor parte de mis comidas provienen de los vegetales y las frutas. Incorporé el ejercicio como parte de mi vida. Todavía no alcanzo el peso ideal; a veces retrocedo y aumento un poco de peso, para luego volverlo a bajar, pero sigo en el camino, sin que nada ni nadie vuelva a desviarme y alejarme de la meta: mantenerme en un peso saludable.

Hoy puedo decirte que he cambiado mi vida y estoy feliz de haber ayudado a cambiar muchas otras, tanto en mi consulta médica con mis pacientes como con los seguidores de nuestras redes sociales. Sigo avanzando en la búsqueda de la salud y el peso adecuado. Mientras lo hago voy recibiendo el afecto, el agradecimiento y la motivación que me dan todas las personas que me cuentan cómo gracias a nuestros consejos y recetas pudieron mejorar sus vidas, bajar de peso y conseguir un estilo saludable para ellos y sus familias. Ésa es la mejor recompensa y la mayor satisfacción alcanzada en este largo viaje.

Te invito a que hagas tu propio camino al seguir los consejos que leerás en los próximos capítulos. Perdónate todas las tonterías y errores que hayas cometido hasta el presente. Decídete a cambiar hoy y construir para ti ese cuerpo saludable, fuerte y atractivo que siempre has deseado. Te estoy pidiendo que te quieras, que derrotes tus miedos y angustias y empieces a caminar, por tus propios medios, por una senda de salud, prosperidad y alegrías que te has estado negando todo este tiempo. Ya has sufrido mucho, es hora de vivir bien.

Doce reglas básicas para comenzar

1. Si ya tomaste la decisión de cambiar tus hábitos de vida, hazlo con voluntad y firme determinación; no permitas que nada ni nadie sabotee tu esfuerzo, ¡ni siquiera tú mismo! Piensa en lo bien que te sentirás cuando te deshagas de la grasa que sobra.

2. ¡Los atajos no llevan a ningún lado! Si vas a seguir el camino de la salud y el bienestar, no caigas en la trampa de las pastillas milagrosas, mallas supralinguales, inyecciones "quema grasa", ni suplementos que prometen cambios mágicos en 30 días.

3. No te fijes objetivos imposibles, consulta con tu médico o nutricionista para que juntos puedan decidir el peso que más te conviene.

4. Organízate: Lleva un diario de las comidas; puedes utilizar la computadora o una libreta. Anota todo lo que comes: te impresionará la cantidad de comida que te llevas a la boca y no registras en la mente.

5. Si alguna vez te sales de tu plan, anota las emociones que te llevaron a eso y vigílalas.

6. Lleva un control del ejercicio que realices. Si tienes un reloj monitor de frecuencia cardíaca, anota también las calorías que gastes con el ejercicio cada día y súmalas al final de la semana.

7. Mueve tu cuerpo todo lo que puedas. Mantente activo, no pases sentado más de 3 horas seguidas, sube escaleras, camina, levántate de la silla para buscar algo, pero además destina al menos una hora de tu día al ejercicio.

8. No te enfoques en los resultados. Trabaja un día a la vez: "sólo por hoy" comeré sanamente y en cantidades controladas, "sólo por hoy" haré ejercicios.

9. Ten paciencia. No aumentaste de peso de la noche a la mañana, por lo que no adelgazarás de esa manera. Perder entre 1.1 y 2.2 libras (0.5 a 1 kg) por semana es perfecto y saludable.

10. Todo en exceso es malo. No te obsesiones por comer bien cada día, más bien ocúpate de que al final de la semana hayas logrado el 90% de tus objetivos. Puedes dejar un día a la semana para salirte del plan.

11. No te frustres si te estancas o llegas a una fase de meseta. Cada cuerpo es diferente y tu médico podrá revisar las condiciones que puedan estar frenando tu avance.

12. Mantén el ánimo positivo. Disfruta el proceso y logra un peso saludable desde la serenidad y la alegría del buen vivir. Disfruta del viaje.

CAPITULO 3

Sólo para mujeres: cuidar el peso, ¿necesidad o moda?

*Hay que dejar la vanidad
a los que no tienen otra cosa que exhibir.*
HONORÉ DE BALZAC

Se han desencadenado dos grandes tormentas en el mundo de hoy: la epidemia de la obesidad por un lado, y el auge de las actividades deportivas y la práctica de buenos hábitos alimenticios por el otro. Quizás como respuesta cultural al problema de la obesidad —que afecta sobre todo a los países desarrollados— y el sedentarismo, se ha generado un furor por las prácticas deportivas (podemos mencionar a los fisicoculturistas, a la gente *fitness*, a los corredores y a muchos otros aficionados a las actividades físicas) y por los movimientos gastronómicos que buscan reivindicar los buenos hábitos alimenticios (Food Revolution Day, cocina kilómetro cero, macrobióticos, vegetarianos, veganos, naturistas, etc.). Frente a estas corrientes tan visibles en medios masivos y redes sociales, vale la pena preguntarse: ¿cuidar el peso es una moda pasajera o una necesidad de la sociedad actual?

"Espejo de la pared, ¿quién es la más bella mujer?"

Las mujeres somos competitivas, aunque no lo digamos. Quizás tanto o más que los hombres. Lo somos porque debemos adaptarnos a una sociedad en la cual hemos estado rezagadas laboral y culturalmente. En pocas palabras, tenemos que esforzarnos el doble que los hombres para poder ser reconocidas como profesionales con los mismos derechos. Pero más allá de la competencia laboral, competimos entre nosotras mismas, tal vez inconscientemente, para sobresalir como la más "bella" del planeta. En otras palabras, anclamos nuestra autoestima y seguridad a la balanza, a la cinta métrica, al espejo, a un buen trasero, a tener las mejores piernas o al *bikini bridge* (que es una nueva obsesión por mostrar la pieza inferior del bikini suspendida entre los huesos de la cadera, en la parte inferior del abdomen).

En la película *Blancanieves y los siete enanos* de Walt Disney, —un clásico infantil con el cual se han "formado" tres generaciones de mujeres—, la Reina Hechicera, segunda esposa del rey y malvada madrastra de Blancanieves, solía consultar su espejo mágico diariamente y le preguntaba de forma obsesiva: "Espejo de la pared, ¿quién es la más bella mujer?". El cristal encantado contestaba: "Tú, mi reina, eres la más hermosa de todas".

La reina del cuento hoy sigue viviendo, consciente o inconscientemente, en millones de mujeres que día a día compiten, entre ellas y ante el mundo, con los íconos de belleza femenina que los medios de comunicación y la industria de la moda les imponen como una meta, un modelo o un ideal de belleza. A pesar de que la población femenina mundial asciende a más de tres mil millones de mujeres, los grandes medios publicitarios sólo muestran a unas pocas: algunas supermodelos, otras grandes estrellas de cine o famosas por su belleza o su cuerpo. Lo triste es que eso que llaman "la industria mediática" —el conglomerado de medios de comunicación, televisoras, estudios de cine, periódicos y revistas— es la punta del iceberg de una gran cadena industrial que produce cosméticos, ropa, accesorios y miles de productos que deben ser vendidos constantemente. Su estrategia es simple: promocionar un tipo de mujer bella y famosa a menudo retocada con Photoshop y asociar los productos que están vendiendo a las cualidades de esa mujer deseable, que termina siendo "el modelo" que deben seguir todas las mujeres. También nos amenazan silenciosamente al exponer "las conquistas" de la chica del momento para intimidarnos con el mensaje de "si no eres como ella, no estás en nada y los hombres no se fijarán en ti". Así mantienen a las féminas (con los hombres usan la misma táctica, pero sus modelos son deportistas o actores de cine) constantemente insatisfechas con su apariencia, tratando de compensar "eso que está mal en ellas" con los productos de moda, de la temporada o del momento. Y cuando el ciclo está por agotarse, ¡pum!, una nueva celebridad, más joven, más bella o diferente, reemplaza a la anterior y se convierte en el nuevo patrón de belleza femenina y la nueva meta de millones de mujeres que lucharán por parecerse a ella.

Sí existen las modelos reales

No podemos generalizar, ya que toda regla tiene su excepción. La industria mediática y publicitaria tiene muchos malos ejemplos, pero también tiene excepciones, como el caso de algunas mujeres y algunos hombres, modelos y atletas reales, que hacen ejercicios y mantienen un cuidado permanente de su alimentación, que terminan siendo ejemplos adecuados y guías de conducta e inspiración para millones de personas en el mundo. Es gente que se dedica primordialmente a cultivar el cuerpo de forma saludable, como estilo y medio de vida, lo cual no puede criticarse, ya que se considera algo válido y justificado.

Conozco algunas personalidades muy reconocidas en las redes sociales y los medios de comunicación que son "reales", es decir, sus cuerpos son de verdad, con cada músculo en su justo lugar y proporción gracias al gimnasio y a la buena alimentación, sin implantes ni retoques con Photoshop ni otros trucos visuales. Un buen ejemplo es Michelle Lewin, una chica real, supermodelo de *fitness* que admiro porque construyó su cuerpo con años de sacrificio y esfuerzo, y porque a través de su ejemplo e imagen motiva a millones de mujeres a alimentarse bien y cumplir sus rutinas deportivas. Logró el cambio, pasó de un cuerpo ordinario a extraordinario, venció sus debilidades e inspira a otras mujeres a lograrlo con un mensaje claro: dejar a un lado la obsesión por un cuerpo perfecto y vivir la alegría de lograr un cuerpo hermoso, armónico, ligero, fuerte, pero sobre todo saludable. Se trata simplemente de llegar a la mejor versión de ti mismo. Cuanta más dedicación, disciplina y adherencia a un plan de alimentación y ejercicio, mejores resultados obtendrás. Es simple. No hay magia ni misterio.

Poner las cosas en orden

No nos engañemos. Es verdad que una mujer con buen cuerpo, cara bonita y cabellera atractiva llama la atención y puede exponerse con más éxito que una mujer poco agraciada, con sobrepeso o con inseguridad. Lo mismo sucede en los ámbitos laboral, profesional y emocional. Por eso, la apariencia física es percibida como una "tarjeta de presentación", un reclamo visual. Lo terrible es cuando las mujeres dejan de usar su apariencia como una fortaleza y la convierten en una adicción, obsesión o, mucho peor, una mercancía.

Está bien que una mujer quiera verse atractiva, porque una persona que se cuida proyecta confianza en sí misma y una autoestima sólida. Lo que no debe ocurrir es que se olviden de los valores éticos y los méritos intelectuales, que son las cualidades que resisten el desgaste del tiempo, el envejecimiento y los cambios corporales.

La personalidad, la rectitud de carácter, la bondad, la inteligencia y la educación forman la belleza interior, que es la cualidad que verdaderamente enamora y hace que otras personas las valoren y se mantengan a su lado. El problema de muchas mujeres actuales es que se reducen a sí mismas a una sola dimensión de su existencia, relegando sus múltiples facetas y cualidades a la talla de su sostén o a la medida de su cintura.

Las mujeres que no estén conscientes de su pluralidad y riqueza multidimensional corren el riesgo de obsesionarse con un cuerpo que está destinado, por su naturaleza biológica, a envejecer y morir. Si se olvidan de la belleza interna y enfocan su vida sólo en lo externo, podrán sentir que tienen el mundo a sus pies, pero les tengo malas noticias: siempre habrá en el mundo una mujer con mejores atributos que los suyos. Esa persona especial que llegó a ustedes por un cuerpo perfecto y no encontró nada más, podrá sustituirla a la vuelta de la esquina por otra chica más linda, más joven o simplemente distinta. Cuando envejezcan y todo se caiga, cuando salgan embarazadas y aparezcan estrías, cuando pierdan un poco cualquier atributo físico, necesitarán una consulta con el psiquiatra.

Prácticamente todo el mundo tiene algún motivo de queja relacionado con su cuerpo, algún rasgo o alguna parte que le resulta desagradable y trata de disimular. Esto no es nada patológico. Al contrario, una de las mejores cosas que podemos hacer para mejorar nuestro aspecto es conocer nuestros defectos e intentar que no se noten demasiado, igual que conocemos nuestros puntos fuertes y sabemos resaltarlos.

La solución está en el equilibrio. Hay que trabajar para obtener o conservar un peso adecuado, que haga que nuestro cuerpo se vea saludable, fuerte y atractivo. Debemos considerar nuestra apariencia como una de las muchas cualidades que tenemos, no la única. Así que el trabajo final consiste en desarrollarnos integralmente: bellas por fuera, bellas por dentro. Con ese enfoque podremos brillar laboral y socialmente, y lo más importante, estaremos en paz con nosotras mismas, tanto en la playa, en casa en pijama o en la oficina.

Buscar el equilibrio es lo natural. Debemos luchar por tener un cuerpo fuerte, saludable y atractivo. Que nos permita cumplir con nuestros retos diarios, como correr o trabajar, hacer esfuerzos, descansar, amar y disfrutar. El peso ideal es aquel que te permite sacarle el mejor provecho a tu cuerpo, sin agotarte ni enfermarte. Si quieres saber cuál es tu peso ideal, más adelante podrás calcularlo por ti misma, sin tener que andar corriendo detrás de la revista de moda o imitar a la chica del momento.

Despertemos

Nuestro valor como mujeres no puede limitarse a la comparación con una chica de portada o al porcentaje de grasa que se tenga. La esencia de la belleza está en la actitud, en las ganas de hacer las cosas bien, en cuidar nuestro peso más por salud que por vanidad. Porque lo que realmente determina la personalidad de una mujer es lo cómoda que se sienta consigo misma. No es la talla de sostén ni la medida de la cintura ni la edad lo que hará que te sientas feliz; al menos no permanentemente.

Enamórate de tus curvas, de tu sonrisa. No hace falta imitar a nadie; eso es aceptar automáticamente que otros son mejores que tú. Y si hay algo con lo que no estés contenta no hay nada de malo en querer mejorarlo, siempre y cuando nadie haya influenciado en tu decisión. Eso sí, antes de someterte a una dieta asesina, piensa dos veces si vale la pena. A veces, el camino más largo es el más seguro para lograr resultados permanentes. No hagas dietas extremas, aliméntate sanamente el 90% del tiempo, haz ejercicio cada día. Eleva tu autoestima y celebra todo lo bueno que hay en ti. La más guapa no es la mejor vestida, ni la que tiene la mejor cartera o más dinero para presumir, sino la que derrocha seguridad y confianza en cada paso.

Sugerencias para sentirte bien con tu propio cuerpo

1. Debes fijar el objetivo de alcanzar un peso saludable bajando de peso gradualmente 2.2 libras (1 kg) por semana. No sigas las dietas de moda. Habla con tu médico y/o nutricionista sobre el mejor plan para perder grasa.

2. Realiza actividad física. Haz ejercicio durante al menos 60 minutos casi todos los días de la semana para mantenerte activa y quemar más calorías.

3. Aliméntate bien. Consume alimentos con menos grasa saturada, azúcar, sal y calorías; ingiere suficientes proteínas magras, vegetales, frutas y carbohidratos altos en fibra.

4. Cuando te mires al espejo, fíjate en qué es lo que te gusta de tu apariencia y sácale provecho.

5. Rompe el hábito de compararte con otras personas.

6. No comentes o critiques la apariencia de los demás.

7. Aprende a vestirte cómodamente, en vez de hacerlo según la moda.

8. Cuando conozcas a otras personas, esfuérzate por ser interesante, ingeniosa, simpática y aprende a escuchar a los demás.

9. Huye de aquellos medios de comunicación que te hagan sentir mal con tu cuerpo y tu aspecto.

10. Busca cualidades en las personas que no tengan que ver con su apariencia física.

Qué debemos aprender

La respuesta a la pregunta anterior sobre si el hábito de cuidar el cuerpo y el peso es una moda pasajera o una necesidad real parece contestarse cuando comprendemos estas realidades:

1. Que el "uso social" del cuerpo está influido por patrones o modelos de belleza que imponen los medios de comunicación y la sociedad de consumo. Por lo tanto, son patrones cambiantes para hacer que la mayoría de las personas sigan comprando el perfume, la ropa, el maquillaje de moda, si no quieren sentirse "fuera de onda". Al conocer y comprender esta realidad podemos empezar a caminar a nuestro ritmo y negarnos a seguir dando vueltas dentro de la rueda del juego mediático.

2. Que un cuerpo fuerte, saludable, atractivo es una buena tarjeta de presentación y una plataforma para que nos vean y oigan. Si se quiere, una presencia atractiva es una carta que abre puertas y nos permite llamar la atención. Pero eso solo no basta. Después de que se fijen en nosotras, si no tenemos una personalidad interesante, verdaderas destrezas profesionales o un mensaje real, no pasaremos de ser más que "un fuego artificial", es decir, una atracción pasajera y efímera, condenada a ser reemplazada por cualquier otra en poco tiempo.

3. Que las mujeres no debemos aceptar ni propiciar que nos vean sólo como "objetos sexuales", "jarrones decorativos" o "muñequitas". Y que muchas veces somos nosotras las que, compitiendo tontamente por el mito de la Miss Universo o siguiendo la conducta de la bruja de Blancanieves, nos reducimos y condenamos al simple rol de "mamita", sin entender que con esto nos estamos convirtiendo en objetos desechables. Nuestra verdadera hermosura está en la unión de nuestras distintas cualidades como hijas, madres, trabajadoras, esposas, amantes, deportistas y demás funciones positivas que desempeñan las mujeres en el mundo de hoy.

CAPITULO 4

La obesidad, un arma de destrucción masiva

Trata a tu cuerpo como un templo y no como un depósito de basura. Tu cuerpo debe ser un buen sistema de soporte para la mente y el espíritu. Si lo cuidas lo suficiente, tu cuerpo te puede llevar a donde quieres ir, con el poder, la fortaleza, la energía y la vitalidad que necesitarás para llegar.

JIM ROHN

Tal vez en este momento, al llegar a este capítulo, te encuentras completamente emocionado, motivado y listo para comenzar. Quizás hayas comprado este libro porque llegaste a tu hora 0, pero permíteme decirte que sólo con ganas y entusiasmo no se logran las metas. Las ganas te dan energía, pero el cómo hacerlo es tan importante como la motivación. Puedes correr muy rápido, pero siempre necesitas una guía para llegar al punto correcto. La información científica te ayudará a encontrar tu camino.

El doctor Phil McGraw, en su libro *La solución definitiva al sobrepeso*, describe una situación que me hizo reflexionar: "Imagina que estás en la cabina de un avión Boeing 777 a 12,000 metros de altura y te ves obligado a aterrizar o morir. Creo que estarías muy, pero muy motivado a tener éxito. Pero no importa cuánto quieras hacerlo, no conseguirías que el avión aterrice en una pieza. Sin un conocimiento muy específico sobre las velocidades, potencia y procedimientos, te estrellarás".

Igual sucede con la decisión de lograr un peso ideal. Puedes tener todas las ganas, pero si no sabes cómo hacerlo y no acudes a un profesional de la salud para que te oriente, no lo lograrás. Si no llegas a la raíz del problema, te puedo decir que "hasta aquí te trajo el río". Empacarás toda tu motivación en una maleta, mientras caminas probando cualquier tratamiento novedoso que te ofrezca un milagro para lograr el tan anhelado peso ideal. Y mejor ni saques cuentas de todo el dinero que se te fue en el camino.

Es importante que conozcas las causas de tu problema pero además, qué hacer para resolverlo y hasta dónde debes llegar. Aquí te hablo de la medicina de obesidad, que no tardará mucho en ser aprobada como especialidad médica.

Cifras en el mundo

Según la Organización Mundial de la Salud, en 2014 más de 1,900 millones de personas mayores de 18 años tenían sobrepeso, de los cuales, más de 600 millones eran obesos (www.who.org). El problema de fondo de la obesidad es que es un asesino silencioso y a largo plazo, porque constituye el factor de riesgo principal en la mayoría de las enfermedades crónicas que acaban con la vida de dos terceras partes de la población mundial. La obesidad no tratada genera consecuencias como cardiopatía coronaria, hipertensión, accidentes cerebrovasculares, diabetes, cáncer, complicaciones hepáticas y muchas otras dolencias que pueden causar la muerte.

Consecuencias de la obesidad

- Aumenta el riesgo de enfermar y morir por cualquier causa. Cada año fallecen en el mundo alrededor de 3.4 millones de adultos como consecuencia del sobrepeso o la obesidad. Además, el 44% de las diabetes, el 23% de las cardiopatías isquémicas y entre el 7% y el 41% de algunos cánceres son atribuibles al sobrepeso y la obesidad.

- Empeora el pronóstico y las complicaciones de las enfermedades preexistentes.

- Causa ausentismo laboral, reduce la vida útil de las personas y disminuye su calidad de vida.

- Afecta la autoestima, la seguridad y limita socialmente.

- Puede llegar a reducir la esperanza de vida en hasta diez años.

Comprender las causas y consecuencias de la obesidad es el primer paso en la dirección correcta, porque te ayuda a estar consciente de que no estamos hablando sólo de estética, éxito social o apariencia. Ésta es una lucha por tu vida y la de millones de personas que enferman y mueren por no obtener información adecuada, buenas asesorías médicas y un cambio oportuno en sus hábitos de alimentación y estilo de vida.

Con la salud no se juega

No existe una profesión más invadida que la medicina. Cualquiera se siente preparado para prescribirte un tratamiento y hasta inyectarte una sustancia milagrosa para quemar grasa. Ni hablemos de las redes sociales, donde personas (quizás con muy buena voluntad) abiertamente recomiendan medicamentos y suplementos para todos por igual. "Tomen omega 3, lecitina de soya, L carnitina, Orlistat, Garcinia Camboia, ácido alfa lipoico, ácido linoleico conjugado tres veces al día y seguramente lograrán un cuerpo ideal". Otros dicen: "Yo pesaba 220 libras y he perdido 88 libras en tres meses tomando estas pastillas, y por lo tanto deben tomarlas". Los gurús de la nueva era no son profesionales de la salud (y si lo fuesen, sería más grave el asunto). Prescriben medicamentos y suplementos a todos por igual, y la gente ingenua lo agradece, sin pensar que se ponen en riesgo al tomarlos sin consultar previamente a su médico. Cada cuerpo es diferente y no todos pueden tomar de todo.

Hace algunos meses, llegó una chica muy joven a mi consulta que pesaba 106 libras (48 kg), lo cual era poco para su edad, estatura y estructura corporal. Estaba en la categoría "bajo peso". Sufría de debilidad y mareos, y su mamá la llevó al consultorio para que la convenciera de que "comiera bien". En sus exámenes de laboratorio observé que sus valores de colesterol y triglicéridos estaban más bajos de lo normal, lo cual representa también un grave riesgo para la salud. Sin embargo, ella tomaba tres cápsulas de Omega 3 al día, indicadas como coadyuvantes para disminuir el colesterol y los triglicéridos. Cuando le pregunté por qué lo hacía, se mantuvo callada con una mirada evasiva, y enseguida me di cuenta de que lo había leído en las redes sociales. Cuando veo esas situaciones me siento impotente y abrumada.

Si hay algo que esperamos lograr con este libro es que abras los ojos y a partir de ahora no tomes o te inyectes nada que no sea avalado por tu médico. De la desesperación a la urna funeraria hay solo un paso. Puedes seguir consejos y orientaciones en Internet si provienen de buena fuente. Puedes incluso contagiarte de motivación, admirar a las personas que han logrado cambios importantes, pero debes ser responsable con tu salud y tu vida.

¿Alguna vez te has preguntado por qué engordas?

Quizás sí, y seguramente la gente a tu alrededor te reclama todo el tiempo que comes mucho, mientras tú le reclamas a Dios por qué te hizo tan desdichado. Quisieras poder comer de todo sin límites ni remordimientos y no aumentar. Quisieras que la gente te dijera: "Estas muy delgado, debes comer más para aumentar un poco".

Posiblemente tu peso es tu etiqueta personal y todo gira en torno a él. Seguramente sientes la presión social de ser delgado porque te han inculcado que es sinónimo de ser exitoso y feliz. Ser delgado se ha convertido en la obsesión de esta era. De hecho, existe un ingenioso dicho popular para mujeres que reza: "Ni todos los *te quiero* del mundo, podrían igualar a un *te veo más flaca*".

De acuerdo, aceptemos el hecho de que tienes sobrepeso o que eres obeso porque comes más calorías que las que gastas. Comes mucho, muchísimo y todo el tiempo y no te mueves "ni un centímetro" durante el día. ¿Y qué pasa con los delgados que comen hasta tres veces más que tú y no aumentan ni una onza? ¿Conoces alguno? Seguramente que sí. Todos tenemos amigos y familiares que "comen y no engordan". ¿Cómo entender eso? ¿Será que Dios fue injusto contigo? ¿Qué pecado habrás cometido para ganarte esta vida de sufrimientos y limitaciones mientras otros andan por ahí felices sin contar cada caloría que se llevan a la boca?

Toma las cosas con calma. Lo primero que debes saber es que la obesidad es una enfermedad. No digo esto para que te sientas enfermo y corras a tumbarte en el sofá, sino para que abras los ojos y entiendas el problema. Nadie decide ser obeso, así como nadie decide ser hipertenso o diabético. No eres culpable de sentir hambre y de que "todo lo que comas te engorde", pero sí eres responsable de no hacer nada al respecto. Y cuando estás enfermo, ¿qué debes hacer? Visitar a tu médico, por supuesto.

¿Qué es la obesidad?

La obesidad es una enfermedad crónica de origen multifactorial que consiste en el aumento de peso a expensas del tejido graso, lo que da origen a múltiples enfermedades y complicaciones. Al decir multifactorial, me refiero a que intervienen factores como la genética, la alimentación, la actividad física y los hábitos que provocan que el cuerpo engorde, se mantenga en un peso constante o adelgace.

Los seres humanos son organismos complejos y diferentes, donde interactúan señales nerviosas centrales y periféricas. Las señales centrales vienen del cerebro y están conformadas por dos núcleos, el del hambre y el de la saciedad. Las señales periféricas provienen del resto del cuerpo; envían mensajes al cerebro y estimulan estos núcleos para consumir alimentos o dejar de hacerlo.

En condiciones normales, el tejido graso produce la hormona llamada leptina, que estimula en el cerebro el núcleo de la saciedad e inhibe el hambre. En las personas obesas puede que exista mucha leptina, pero no desarrolla su función porque hay resistencia a ella; entonces, el centro del apetito siempre está activo y con eso se activa el hambre.

Existen muchísimas otras hormonas que influyen en el control del hambre y la saciedad, pero necesitaría dedicar la mitad de este libro para explicarlo bien. Me conformo con que se entienda que existen numerosas alteraciones neurobioquímicas que regulan este proceso y que no es algo tan sencillo como "eres gordo porque no puedes dejar de comer".

Tipos de obesidad

En la *obesidad androide* o central o abdominal (en forma de manzana), el exceso de grasa se localiza preferentemente en la cara, el tórax y el abdomen. Se asocia a un mayor riesgo de dislipemia, diabetes, enfermedad cardiovascular y de mortalidad en general.

En la *obesidad ginoide* o periférica (en forma de pera), la grasa se acumula básicamente en la cadera y en los muslos. Este tipo de distribución se relaciona principalmente con problemas de retorno venoso en las extremidades inferiores (várices) y con artrosis de rodilla (genoartrosis).

En la *obesidad de distribución homogénea*, el exceso de grasa no predomina en ninguna zona del cuerpo.

Tipos de obesidad

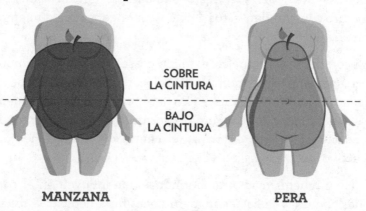

SOBRE
LA CINTURA

BAJO
LA CINTURA

MANZANA   PERA

Causas de la obesidad

¿Qué causa la obesidad? Es la eterna pregunta para muchos. Engordar no tiene sólo una causa, sino varias. Pero si pudiera escoger las cuatro principales, serían las siguientes: desequilibrio energético, genética, ambiente obesogénico, estrés e insomnio.

Ocurre un *desequilibrio energético* cuando engordamos debido al excesivo consumo diario de calorías y la inactividad física; esto ocasiona que nuestro cuerpo acumule aquello que no le hace falta. En general, todo aumento de peso corresponde a un desequilibrio energético entre las calorías que consumimos y las que gastamos. La ecuación es simple: cuanto más comemos y menos quemamos, ¡más engordamos!

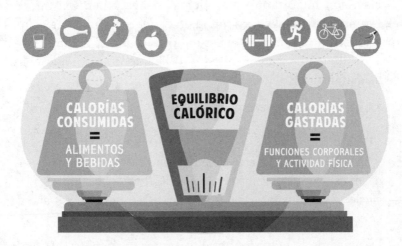

Te lo explico mejor. La grasa que acumulamos funciona como energía de reserva. Si le agregas al cuerpo más energía (en forma de alimentos) de la que gastas (con las actividades diarias y el ejercicio), aumenta tu depósito de grasa. Para engordar 2.2 libras de grasa necesitas acumular 7,000 calorías de más. Por lo tanto, 100 calorías diarias que comas en exceso (que puede ser una pequeña galleta de chocolate) o 100 calorías diarias que no quemes en actividad física, durante 100 días son 10,000 calorías de más, que representan un aumento de 3.3 libras en tres meses, comiendo poquito y sano. En 12 meses son 13.2 libras (6 kg) de aumento sin darte cuenta, comiendo poquito y sano. ¡Espero haber logrado explicarte mejor el problema!

En cuanto a la *genética*, existen más de 600 genes que pueden favorecer el aumento de las células grasas, de manera que la tendencia a engordar es hereditaria. Así, un niño enfrenta un 15% de riesgo de ser obeso si ninguno de sus padres presenta exceso de peso, pero un 40% si uno de sus padres sí lo tiene y un 80% si es el caso de sus dos progenitores.

Hay algo importante que además debes saber. Existen tres etapas en la vida del ser humano en el que se forman las células grasas. Cuanto mayor sea el estímulo en esas tres etapas por exceso de alimentos, mayor número de células grasas o adipocitos se formarán.

• La primera etapa corresponde al último trimestre del embarazo.

• La segunda, al primer año de vida.

• La tercera, al pico de crecimiento en altura (PHV, por sus siglas en inglés), que da origen a la pubertad. Este fenómeno ocurre alrededor entre los 11 y 13 años en la mujer y entre los 13 y 15 años en el varón.

Después de la etapa puberal, ya no es el número de células grasas lo que tenderá a aumentar, sino el tamaño de estas células (hipertrofia). Es decir que en este último período, prácticamente estará determinado el número total de células grasas, y éstas solo pueden aumentar o disminuir, pero no desaparecer. Si las células grasas funcionan como el banco de reserva que almacena la energía que comes y no gastas, ¿qué crees que pasará cuando tienes mucha cantidad de células grasas y comes en exceso? ¡Aumentarás de peso mucho más que una persona que no desarrolló tantas células de grasa como tú!, por supuesto.

Un *ambiente obesogénico* es el que promueve el consumo de alimentos procesados ricos en grasa y azúcar (comidas rápidas o chatarra) y la inactividad física (exceso de uso de Internet, trasladarse solo en vehículos, no caminar, pasar más de ocho horas sentados en el trabajo o con video juegos., etc.). Este entorno facilita el aumento de peso, aunque no seamos genéticamente propensos a ser gordos.

Los *factores estresantes* prolongados (interrupción o cambio de trabajo, jubilación, mudanza, defunción de una persona cercana, rupturas sentimentales), y *falta de sueño* provocan alteraciones hormonales que favorecen el hambre y el aumento de peso corporal.

Existen otras causas, no menos importantes, como el consumo de algunos medicamentos (hormonas, esteroides, entre otros), abandono del tabaquismo (ya que la nicotina interviene en el control del apetito a nivel del cerebro, estimula la saciedad y disminuye el hambre), los cambios del modo de vida, o la presencia de algunos síndromes, mutaciones genéticas y desórdenes endocrinos (hipotiroidismo, hipercortisolismo) que repercuten en el peso y necesitan un estudio médico y un tratamiento adaptado.

Es importante anotar que la glándula tiroides no es la única culpable del sobrepeso de las personas. Sólo puede aparecer alterada en un 5% de los casos, y no todas las personas hipotiroideas lidian con el sobrepeso.

¿Cómo saber si eres obeso?

Lo primero que debes hacer es visitar a un médico o a un nutricionista. Para conocer tu peso necesitas una báscula. Lo ideal es pesarse en la mañana antes de desayunar. Para conocer tu estatura debes utilizar un tallímetro de pared; debes estar descalzo, de espaldas a la pared y con la mirada al frente, para que un asistente médico lea cuánto mides. Una vez que obtengas tu peso actual en kilos o libras y tu altura en metros o pies y pulgadas, el médico calculará tu índice de masa corporal.

Peso y composición corporal

El peso corporal se compone de:

Masa magra. Los músculos, órganos y huesos del cuerpo. Los hombres tienen una mayor masa muscular que las mujeres. Tu peso puede aumentar o disminuir de acuerdo al aumento o disminución de tu masa muscular.

Masa grasa. La grasa que contiene nuestro cuerpo. Las mujeres tienen un mayor porcentaje de grasa que los hombres. Se considera normal de 18 a 30% en mujeres y de 12 a 20% en hombres. Tu peso puede aumentar o disminuir según aumente o disminuya la grasa de tu cuerpo.

Agua corporal total. La cantidad de agua que contiene el cuerpo, incluida la que se encuentra dentro y fuera de las células, más el agua de los tractos gastrointestinal y genitourinario. Representa aproximadamente un 50 a 60% del peso corporal total de una persona, sin embargo, puede variar según la edad,

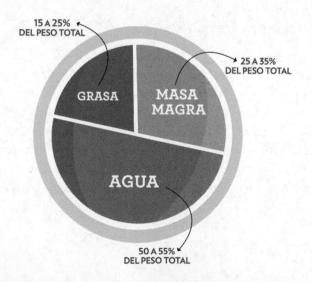

15 A 25%
DEL PESO TOTAL

25 A 35%
DEL PESO TOTAL

GRASA

MASA
MAGRA

AGUA

50 A 55%
DEL PESO TOTAL

el sexo y el grado de obesidad. El agua corporal total de una mujer es de 50 a 55% de su peso, y en el hombre es de 55 a 60%. Tu peso puede aumentar o disminuir según aumente o disminuya la cantidad de agua en tu cuerpo.

Es importante resaltar que cuando te subes a una balanza, no sólo estás pesando tu grasa, sino tu cuerpo completo, que contiene además agua, huesos, órganos y músculos. Los huesos y órganos no varían mucho su peso, pero el agua corporal, los músculos y la grasa sí.

Índice de masa corporal

El índice de masa corporal (IMC) es un número que se deriva de relacionar tu peso con tu estatura. Clasifica tu condición de peso y tu riesgo de enfermar. Mientras más alto sea tu IMC, mayor será tu riesgo de presentar enfermedades relacionadas con el peso, como enfermedades del corazón o diabetes tipo 2, entre otras. El IMC se calcula con una fórmula matemática muy sencilla: tu peso en kilogramos sobre tu estatura en metros al cuadrado. (Para convertir tu peso a kilos, divide tu peso en libras por 2.2. Ejemplo: 143 libras / 2.2 = 65 kg. Para convertir tu estatura a metros, divide tu estatura en pies por 3.28. Ejemplo: 5.3 / 3.28 = 1.61).

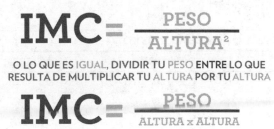

$$IMC = \frac{PESO}{ALTURA^2}$$

O LO QUE ES IGUAL, DIVIDIR TU PESO ENTRE LO QUE RESULTA DE MULTIPLICAR TU ALTURA POR TU ALTURA

$$IMC = \frac{PESO}{ALTURA \times ALTURA}$$

Por ejemplo, si pesas 65 kilos y mides 1.62 metros, tu IMC se calcula de esta manera:

Peso = 65 kg

Estatura = 1.62 m

IMC = 65 / 1.62 x 1.62 = 65 / 2.6244 = 24.76

IMC = 24.76

La Organización Mundial de la Salud ha propuesto una clasificación del grado de obesidad utilizando el índice de masa corporal como criterio:

- Normopeso: IMC 18.5 – 24.9
- Sobrepeso: IMC 25 – 29.9
- Obesidad grado I (leve): IMC de 30 – 34.9
- Obesidad grado II (moderada): IMC de 35 – 39.9
- Obesidad grado III (grave): IMC igual o mayor de 40
- Obesidad de tipo IV (extrema): IMC mayor de 50

IMC ajustado por edad y sexo

En la actualidad existe una adaptación del IMC, mucho más real y flexible, porque se ajusta a la edad y al sexo, cambiando a partir de los 35 años.

IMC AJUSTADO POR EDAD Y SEXO		
EDAD	HOMBRE	MUJER
35 - 44	21 -26	20 - 25
45 - 54	22 - 27	21 - 26
55 - 64	23 - 28	22 - 27
>65	24 - 29	23 - 28

Desventajas del IMC

El IMC no puede aplicarse en los extremos de la vida (niños y ancianos) y tampoco en personas de musculatura muy desarrollada (por ejemplo, fisicoculturistas). El IMC indica la condición de peso, pero no diferencia la masa grasa de la masa muscular. Por ejemplo, dos personas pueden tener el mismo IMC con diferente porcentaje de grasa corporal. Un fisicoculturista, con un gran desarrollo de masa muscular y un bajo porcentaje de grasa corporal, puede tener el mismo IMC que una persona obesa, ya que para el cálculo sólo se toman en consideración el peso y la estatura:

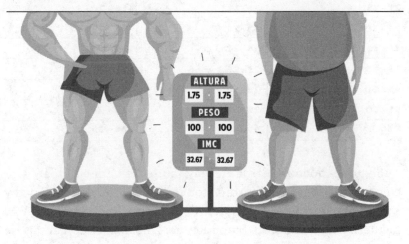

Entonces deducimos que además del IMC es fundamental conocer el porcentaje de grasa para determinar con certeza tu estado de salud y riesgo de enfermar. Existen varios métodos para evaluar el porcentaje de grasa, pero los más precisos son la medición de pliegues cutáneos (plicometría) y el estudio de composición corporal o bioimpedancia.

Porcentaje de grasa

Seguramente te preguntarás por qué es importante saber cuánta grasa existe en tu cuerpo. La respuesta es la siguiente: salud. Existen dos clasificaciones para saber si la grasa corporal se encuentra dentro de límites normales o si es necesario reducirla:

Porcentaje de grasa corporal por edad y sexo, según la Sociedad Española para el Estudio de la Obesidad (SEEDO, 2000):

EDAD	MUJER %	HOMBRE %
15 - 20	18 -22	15 - 18
21 - 25	21 -23	16 - 20
26 - 30	22 -24	19 - 21
31 - 35	24 -26	20 - 21
36 - 45	25 -27	21 - 23
46 - 50	28 -30	22 - 23
51 - 60	29 -31	23 - 24
> 60	29 -31	24 - 25

Según el doctor George A. Bray, autor de varios libros y artículos sobre obesidad, y exdirector de la División de Obesidad y Enfermedades metabólicas del Centro de Investigaciones Biomédicas de Pennington, Baton Rouge, Luisiana, el porcentaje de grasa corporal se clasifica de la siguiente manera:

CLASIFICACIÓN	MUJER %	HOMBRE %
Normal	24 -30	12 - 20
Límite	31 -33	21 - 25
Obesidad	> 33	> 25

Como podemos ver, hay algunas diferencias entre una clasificación y la otra. La de la SEEDO es más precisa porque discrimina según la edad los rangos de normalidad. En líneas generales podemos decir que una mujer cuyo porcentaje de grasa es superior a 30% y un hombre cuyo porcentaje de grasa supera el 20% tiene sobrepeso u obesidad.

En promedio, las mujeres tienen entre un 6 y un 11% más grasa que los hombres. Los estudios demuestran que el estrógeno reduce la capacidad femenina para consumir energía después de comer, dando como resultado un mayor almacenamiento de grasas en su cuerpo. En la mujer los cambios en la grasa corporal se asocian con alteraciones endocrinas, afectando su fertilidad y ciclo menstrual, por lo que deben mantener niveles aceptables de grasa.

¿Cómo se mide la grasa?

Para medir el porcentaje de grasa, lo ideal es acudir a un experto, para que te aplique uno de los dos siguientes métodos: plicometría o biompedanciometría eléctrica.

Para aplicar una plicometría o medida del pliegue cutáneo, se mide el espesor de un pinzamiento de la piel en distintos lugares del cuerpo, lo que permite evaluar la grasa subcutánea.

La biompedanciometría eléctrica sirve para hacer el cálculo de grasa corporal a partir de las propiedades eléctricas de los tejidos biológicos. Se pasa por el cuerpo una corriente eléctrica (imperceptible para el paciente), cuya resistencia está vinculada al porcentaje de grasa que se tenga. Arroja un valor muy aproximado del porcentaje de grasa real del paciente.

Ahora... ¡busca una cinta métrica!

Te sugiero que sustituyas la báscula por la cinta métrica en casa y que registres con lápiz y papel las medidas de tu cuello, pecho, cintura, cadera y muslos; escribe la fecha de inicio y lleva un control quincenal de los cambios. Deja la obsesión por pesarte todos los días ya que el peso puede fluctuar según factores diversos, tales como el consumo de sal, comer en exceso o tomar mucho líquido (algo muy común durante los cambios hormonales en la mujer). Si anclas tu felicidad al peso del día, te deslizarás como en una montaña rusa, entre la euforia y la depresión.

Circunferencia de la cintura

La circunferencia de cintura es la medida antropométrica más práctica con valor predictivo, ya que se relaciona directamente con la grasa que tienes dentro del abdomen y el riesgo que tienes de desarrollar enfermedades del corazón, hipertensión arterial, colesterol alto y diabetes de tipo 2. La Federación Internacional de Diabetes considera que el riesgo es mayor si las cifras son iguales o superiores a 94 cm para los hombres e iguales o superiores a 80 cm para las mujeres.

Para conocer tu circunferencia de cintura, utiliza una cinta métrica y mide el diámetro alrededor del ombligo, en el punto medio entre la última costilla y el borde superior de la cresta ilíaca (hueso de la cadera).

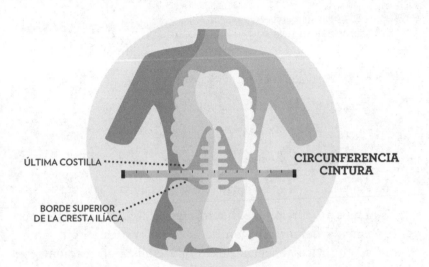

ÚLTIMA COSTILLA

BORDE SUPERIOR
DE LA CRESTA ILÍACA

CIRCUNFERENCIA
CINTURA

Cómo calcular el peso ideal

El peso ideal es aquel en el cual el riesgo de enfermar o morir por cualquier causa es menor y debe ser calculado por un médico o un nutricionista, de acuerdo con varios factores como edad, sexo, estado de salud y resultados de la composición corporal. Pero, por todo lo que has leído hasta ahora, entenderás que el porcentaje de grasa es mucho más importante que el peso ideal.

Si quieres conocer tu rango de peso ideal antes de visitar al médico para saber dónde estás parado en este momento, sigue los siguientes pasos: 1) en la tabla del IMC ajustado a tu edad y sexo, ubica el rango máximo y mínimo de tu IMC; 2) una vez que tengas ese rango, multiplica cada número por tu estatura en metros al cuadrado (valor obtenido al multiplicar altura por altura).

Ejemplo:

El IMC ideal en una mujer de 40 años cuya estatura es 1.62 metros puede variar entre 20 y 25, según el cuadro.

Estatura al cuadrado: 1.62 x 1.62 = 2.6244

Peso ideal: IMC (máximo y mínimo) x altura al cuadrado

Peso ideal: 20 (IMC mínimo) x 2.6244: 52.48

Peso ideal: 25 (IMC máximo) x 2.6244: 65.61

Tu peso ideal estará en un rango que varía entre 52 y 65 kilos.

Ya hemos proporcionado muchas herramientas para entender el problema y definir un plan de acción, pero este libro jamás podrá sustituir los consejos de un especialista en medicina de obesidad o de un nutricionista. Cada paciente tiene condiciones diferentes y éstas son sólo generalizaciones.

Sigamos aprendiendo. Permíteme recordarte que la obesidad tiene múltiples factores, que es un fenómeno complejo que hay que enfrentar desde distintos frentes. Lo fundamental es el apoyo médico, una buena alimentación, buenos hábitos de vida y el control de las variables fisiológicas que pueden estar causando el problema.

Ya sabemos algo sobre el origen y causas de la obesidad. En la siguiente parte veremos cómo enfrentarla para controlar y revertir sus efectos. Comprender el problema siempre es el primer paso en la búsqueda de la mejor solución.

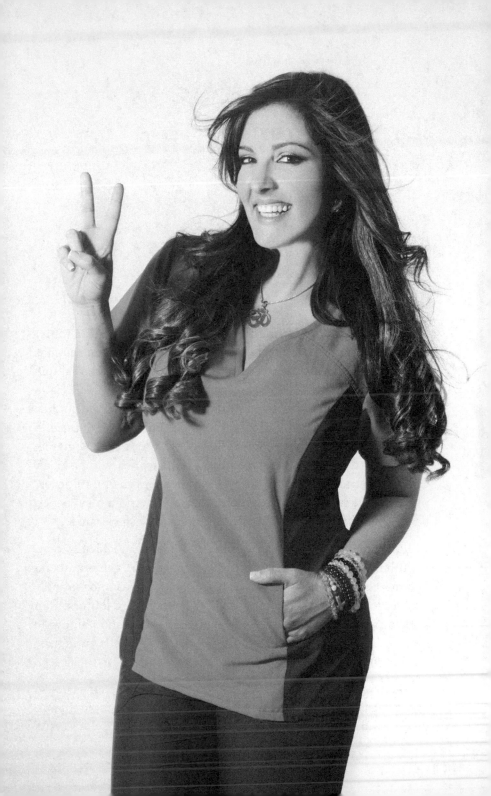

CAPITULO 5

¡La magia no existe!

No importa lo despacio que vayas,
siempre y cuando no te detengas.
CONFUCIO

Sé que te gustaría encontrar una poción que pudieras tomar esta noche para amanecer delgado en la mañana. Sé que sueñas con un producto que derrita la grasa de la misma forma en que el sol derrite el hielo. Sé cuánto quieres lograr el tan codiciado "cuerpo ideal" sin esforzarte mucho. En pocas palabras, quieres que ocurra un milagro. Algo rápido, económico y fácil, sería la mejor opción. Probablemente cualquier gurú que sale al mercado ofreciendo un producto milagroso te convence y lo pruebas. Caes en la trampa, no una, sino cien veces. Porque en tu desesperación, siempre vuelves a intentarlo de la manera más "sencilla", y esto solo te lleva a la frustración y a la desesperanza.

La magia sirve para entretenernos en un espectáculo, pero no funciona con nuestra salud. Si no haces un esfuerzo o no te "mueves" para mantenerla, se va. Y así nos pasamos la vida, probando todo lo que llega a nuestras manos para lograr el tan anhelado cuerpo ideal: sentados, cómodos, esperando algo que no termina de llegar. Lo que siempre llega, y se queda, es la frustración y el dolor.

Recuerdo una vez, hace varios años, cuando estaba más obesa que nunca, que en mi desesperación por adelgazar rápidamente visité a un cirujano plástico de mi ciudad. La consulta estaba repleta de mujeres que, al igual que yo, querían una solución mágica. Luego de esperar unas tres horas, fui valorada por el cirujano en menos de quince minutos. Me dijo inmediatamente que me resolvería el problema en dos tiempos. Primero me haría una liposucción completa de caderas y piernas. Y en seis meses, lo haría con el abdomen, la cintura, los brazos y la espalda. Listo, así de fácil. Que pase la próxima paciente. Salí corriendo de la consulta, un poco asustada, imaginando como se vería mi cuerpo deformado entre una cirugía y la otra.

Luego visité a otro médico mucho más sensato, que me dijo: "No eres candidata para una liposucción porque tienes exceso de peso. Debes perderlo comiendo sanamente y con mucho ejercicio. Cuando estés cerca de tu peso normal, aunque aún tengas sobrepeso, podemos siluetar tu figura eliminando la grasa que sobra para lograr un cuerpo armonioso. No antes. Regresa cuando hayas perdido peso".

En la misma semana escuché dos puntos de vista absolutamente diferentes. Por supuesto, el médico que me generó más confianza fue el que me rechazó. Hoy le doy gracias por eso, porque me hizo entender que el milagro que yo esperaba estaba en mis propias manos. Y comencé a hacer lo que tenía que hacer: comer bien y hacer ejercicio.

A mi consultorio llegan muchas pacientes que "necesitan" con urgencia perder una determinada cantidad de libras en un mes, en una semana, en tres días o para la fiesta del sábado. Cuando les digo que no es saludable perder peso tan rápidamente se frustran, y algunas hasta abandonan la consulta y buscan otro médico que sí pueda hacerles esa promesa. Las 88 libras (40 kg) que tienen de exceso no las aumentaron en una semana ni en un mes, pero pretenden deshacerse del exceso de peso en menos de ese tiempo. Quieren resolver sus problemas por arte de magia. Y eso da origen al abuso de las cirugías plásticas para adelgazar, como la liposucción o lipoescultura, una cirugía estética que permite un remodelado de la silueta a través de la extracción de grasa o tejido adiposo de diversos sitios del cuerpo usando una cánula o jeringa.

He atendido pacientes muy jóvenes que parecen lindas muñecas de trapo, porque no les cabe una cicatriz más en el cuerpo. Se han realizado cirugía bariátrica, varias liposucciones, dermolipectomía, pexia mamaria, *lifting* de brazos y piernas; se han inyectado sustancias prohibidas (biopolímeros) para aumentar glúteos; y un sinfín de procedimientos inimaginables. Andan detrás de cualquier medio que prometa un cambio para siempre, pero el problema es que no cambian su alimentación ni hacen ejercicio.

No estoy en contra de la cirugía bariátrica, la dermolipectomía o una liposucción. Al contrario, las recomiendo mientras estén bien indicadas y sean realizadas por médicos serios, experimentados, con ética y credibilidad. Por ejemplo, si un hombre está clasificado como obeso tipo III y ha fracasado durante más de un año en su tratamiento para adelgazar, o tiene enfermedades asociadas que ponen en riesgo su vida, puede considerar la opción de una cirugía bariátrica. Hoy en día los avances en esta área de la medicina son impresionantes. Si una mujer, después de adelgazar 66 u 88 libras (30 o 40 kg) o luego de sus embarazos, quiere mejorar el aspecto de un abdomen flácido, colgante y lleno de estrías, puede considerar realizarse una dermolipectomía. No tiene nada de malo querer lucir un bikini en la playa sin complejos. Las personas ideales para someterse a una liposucción son aquellas que, aun teniendo un peso relativamente normal, tienen grasa acumulada en áreas localizadas que no desaparece con un plan de alimentación y ejercicio. Toda cirugía estética tiene sus indicaciones precisas.

La liposucción extrae células grasas o adipocitos y afina la silueta, pero las células grasas restantes tienen la capacidad de aumentar hasta veinte veces su tamaño para almacenar esa energía que se consume y no se gasta. En la cirugía bariátrica se reduce drásticamente la capacidad del estómago para recibir alimentos, pero dada la contextura elástica de sus paredes, luego de un tiempo, ocurre un aumento en la capacidad del estómago remanente. Esto, sumado al picoteo, al consumo de alimentos altamente calóricos y al sedentarismo, puede conllevar a la recuperación del peso que la persona había bajado, e incluso más.

En numerosas ocasiones he sido testigo de liposucciones infructuosas. He visto pacientes que después de dos o tres años de haberse practicado una cirugía bariátrica (considerada el tratamiento más efectivo para reducir el exceso de peso) han vuelto a subir de peso al nivel que tenían antes. Muchos piensan que con estos procedimientos se resuelve el problema. Siguen comiendo igual, no se ejercitan y en pocos meses recuperan la figura, con "intereses".

Debemos ser sensatos y reconocer que una disminución de peso saludable está en el rango de 1.1 a 2.2 libras (0.5 a 1 kg) por semana. En algunos casos puede llegar a 3.3 libras (1.5 kg), cuando el excedente de peso es muy alto o existe mucha retención de líquidos. No es lo mismo tener que disminuir 88 libras (40 kg) que 11 (5 kg), ya que el ritmo de la disminución de peso jamás será igual.

Entonces, si no cambias tus hábitos de alimentación y no comienzas a mover el cuerpo, perderás el esfuerzo, las ilusiones y el dinero. Los atajos no llevan a ningún lado. Aquí no hay magia que valga, aquí lo único que funciona es la planificación, el conocimiento, la acción, el enfoque, la disciplina, la pasión, la motivación y la persistencia. Levantarnos de la cama y del sofá para entrenar cada día de nuestras vidas, aprender a cocinar rico y saludable, controlar las porciones y la ansiedad, evitar los saboteadores y mantener la motivación alta.

De acuerdo, no es magia, ¿y ahora qué?

Si quieres cambiar tu vida y tu cuerpo, debes estar motivado y dispuesto a hacerlo. Y una vez que te decidas, deberás dar estos tres grandes pasos:

1. Toma la decisión de cambiar tu forma de comer y de vivir incorporando actividades físicas y sesiones de tiempo para ti. Tienes un cuerpo, una mente y un corazón que alimentar y cuidar. Los has abandonado por mucho tiempo y ahora tienes que regresar a ellos, porque son tu verdadero hogar.

2. Busca ayuda profesional. Habla con un médico, un nutricionista y un entrenador deportivo. Uno a uno te irán orientando. También deberías pensar en un psicólogo o psiquiatra que te ayude con la ansiedad, la autoestima y las compulsiones.

3. Aférrate a tus hábitos saludables como un náufrago se agarra a su tabla para flotar en el mar. Sigue tu plan de trabajo con disciplina, alegría y perseverancia. El fruto de tu esfuerzo será un nuevo cuerpo y una vida mejor.

Toma la decisión

Nos cuesta tomar decisiones, pero todo debe comenzar por ahí. Tomar la decisión de realizar un cambio, que además se mantenga en el tiempo, representa un gran desafío. Cambiar significa dejar nuestra zona de confort y arriesgarnos a algo que es nuevo en nuestras vidas (o ya hemos intentado sin haber logrado los objetivos propuestos). Pero los cambios ocurren fuera de la zona de confort.

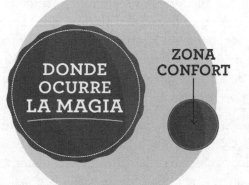

¿Quieres sentirte y verte mejor? ¿Qué tan dispuesto estás a dar ese primer paso y limitar el consumo de lo que más te gusta comer (y te hace daño), incluir una rutina de entrenamiento dentro de tu apretada agenda, hacer yoga o levantarte bien temprano en la mañana para hacer ejercicio? Todo eso implica una serie de esfuerzos para los que muchas veces no estamos preparados, y es que cambiar da miedo.

Necesitas un gran compromiso contigo mismo y mucha motivación. El compromiso implica seguir las instrucciones que indica el profesional, como alimentarte mejor, hacer ejercicio, quizás tomarte un medicamento o descansar, por ejemplo. Para lograr este objetivo, es fundamental tener motivación, esa fuerza que te permite perseverar en tus propósitos. Y aunque la motivación aumente o disminuya según las circunstancias, debes seguir siempre adelante, motivado por esa visión hermosa y ese deseo que tienes en tu mente.

Busca ayuda profesional

No inventes. La dieta de la vecina o la pastilla milagrosa que ves en televisión no te llevarán a ningún lado. Lo primero que debes hacer es saber "dónde estás parado" y el nivel de gravedad de tu situación. La obesidad es un problema serio que debe ser atendido de entrada por un profesional de la salud. Se trata de tu salud y con la salud no se juega. Una regla muy simple.

El tratamiento de la obesidad es un proceso al que se someten los pacientes. Comienza con un diagnóstico adecuado realizado por un médico especialista en obesidad. Además necesitarás el apoyo de un nutricionista, un psicólogo o psiquiatra y un entrenador, que deben estar en contacto con tu médico todo el tiempo para que sus recomendaciones sean armónicas y no entren en conflicto. Se trata de un equipo multidisciplinario, ya que la obesidad no es cosa de juegos. Un programa completo de tratamiento de medicina de obesidad implica la interacción de varios elementos fundamentales:

• Revisión de la historia clínica y examen físico, revisión de hábitos de vida y de los antecedentes familiares y personales, que pueden influir en la salud del paciente.

• Diagnóstico de inicio, en el que se determinan las medidas antropométricas (peso, estatura, medidas corporales, índice de masa corporal, circunferencia de cintura, índice de cintura y cadera, índice de adiposidad corporal) y se realiza el diagnóstico de obesidad.

• Solicitud de exámenes complementarios: laboratorio y otros que el médico considere pertinentes, para realizar un diagnóstico adecuado de la obesidad y sus comorbilidades.

• Análisis del estudio de composición corporal o bioimpedancia, que cuantifica los componentes del peso, diferenciando lo que es masa grasa (tejido adiposo) de la masa magra o no grasa (músculos, huesos, órganos) y el agua corporal total.

- Planificación de metas individuales, para determinar la ruta que el paciente debe seguir y planificar el logro de objetivos en un tiempo determinado.

- Indicación de un plan nutricional de acuerdo con las necesidades energéticas y los objetivos a lograr en cada paciente; se requiere la supervisión de un nutricionista.

- Prescripción de un plan de ejercicio regular orientado a la pérdida de grasa y al fortalecimiento de la masa muscular, en alianza con el entrenador físico.

- Terapia de apoyo emocional para el manejo de la ansiedad, el estrés, las compulsiones o adicciones, en alianza con el psicólogo o médico psiquiatra.

- Prescripción de suplementos y/o medicamentos para el control del apetito, aumento del rendimiento físico o control de los trastornos alimentarios, todo bajo estricta vigilancia médica.

- Referencia a otras especialidades médicas según sea el caso: cardiólogo, internista, endocrinólogo, ginecólogo, gastroenterólogo, neurólogo, dermatólogo, esteticista, entre otros.

Y por supuesto, debes seguir al pie de la letra las indicaciones de los especialistas. ¿Cuántas veces has ido al médico (o al nutricionista, o al entrenador) y no has cumplido el tratamiento y las indicaciones? No pierdas tu tiempo ni tu dinero, que nada ni nadie te saquen del camino.

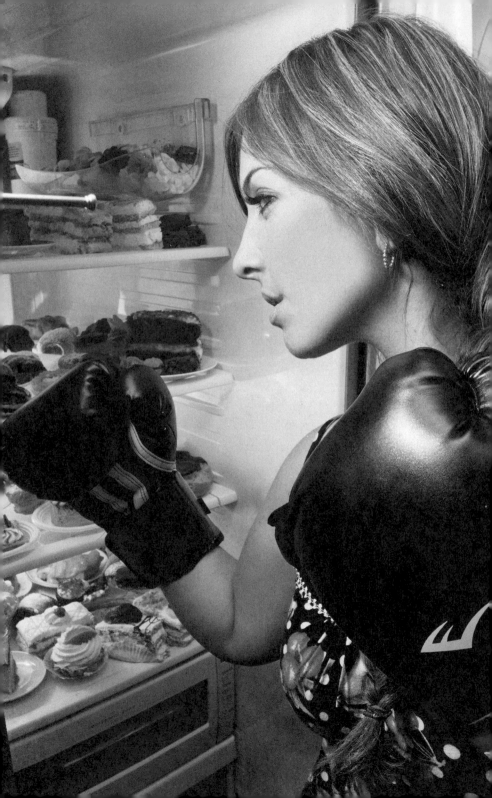

SEGUNDA PARTE

PREPÁRATE PARA GANAR

CAPITULO 6

Conoce lo que comes

Que tu medicina sea tu alimento
y que tu alimento sea tu medicina.
HIPÓCRATES

Esta frase emblemática es de Hipócrates, filósofo y médico de la Antigua Grecia, considerado una de las figuras más destacadas de la historia de la medicina. El cuerpo humano tiene la capacidad de vivir al menos 100 años, pero para ello hay que saber tratarlo según un manual de uso que se nos perdió en el camino. Todavía estamos muy lejos de encontrar la fuente de la juventud y la salud embotellada y a la venta en farmacias, pero el secreto para tener una vida larga y saludable sí se puede comprar en el supermercado. Una alimentación balanceada es garantía de una vida activa y prolongada.

En los siguientes cinco capítulos aprenderás mucho sobre la "magia" de la nutrición para usar a tu favor la conversión de simples alimentos en la mejor energía para lograr tus metas. ¿Listo para entrar en materia? Te doy la bienvenida al bloque nutricional del libro.

Conocer la alimentación saludable

La principal causa de una mala alimentación es el desconocimiento. Una buena alimentación implica no solamente consumir los niveles apropiados de cada uno de los nutrientes, sino obtenerlos en un balance adecuado, sin restricción y sin castigo. Por alimentación saludable entendemos un consumo que garantiza el aporte de nutrientes, favorece y posibilita el buen estado de salud y disminuye el riesgo de enfermedades crónicas. Una alimentación saludable debe ser:

1. Suficiente: contener aproximadamente entre 25 a 30 calorías por cada kilogramo (2.2 lb) de peso al día.

2. Completa: integrando carbohidratos, proteínas, grasas saludables, vitaminas, minerales, oligoelementos y agua. Los oligoelementos son sustancias químicas que se encuentran en pequeñas cantidades en el organismo que intervienen en el metabolismo.

3. Variada: no existe ningún alimento que contenga todos los nutrientes esenciales, por eso es importante el aporte diario de todos los grupos, para cubrir las necesidades de nuestro organismo.

4. Balanceada: contener de 50 a 60% de carbohidratos, de 15 a 20% de proteínas y de 25 a 30% de grasas saludables.

5. Presentable: agradable a la vista, al paladar y al olfato. Disfrutar lo que comes te garantiza mantener los buenos hábitos en el futuro.

6. Adecuada: a la edad, sexo, condición física, factor individual y a la situación de salud de cada persona.

El *boom* de la "nueva alimentación"

Lamentablemente el interés actual por la alimentación "correcta" ha generado un caldo de cultivo para los errores y engaños. Todos parecen saber qué comer y cómo hacerlo. Todo el mundo da consejos acerca de lo que está bien o está mal. Y tú terminas volviéndote loco y sin saber a quién creer. Mi consejo: si quieres aprender a "comer bien", busca un profesional de la nutrición que te enseñe. El conocimiento es la mejor herramienta para combatir las falsas creencias. Yo he recopilado para ti, en cinco pasos, la estrategia para alimentarte de forma saludable:

1. Mantén una alimentación variada, sin excederte pero sin excluir importantes alimentos, para lograr un equilibrio energético y un peso saludable.

2. Disminuye el consumo de grasas, sustituye las grasas saturadas por insaturadas y trata de eliminar los ácidos grasos *trans*. Si disminuyes el consumo de grasas saturadas y *trans*, seguramente disminuirá tu riesgo de padecer enfermedades del corazón, algunos tipos de cáncer y obesidad.

3. Aumenta el consumo de frutas, vegetales, legumbres y cereales integrales. Estos productos son ricos en fibra y nutrientes por lo que contribuyen a prevenir las enfermedades del corazón, la diabetes tipo 2, el estreñimiento, el cáncer de colon y la obesidad. La recomendación es consumir un mínimo de 14 onzas (400 g) diariamente distribuidas en cinco raciones al día entre vegetales y frutas. Cada ración equivale a una taza de vegetales crudos, media taza de vegetales cocidos, media taza de sopa, una taza de frutas picadas o media taza de jugo de frutas.

4. Controla el consumo de sal (sodio) y consume sal yodada. El exceso de sal puede contribuir al aumento de la presión arterial. Evita superar las 0.18 onzas (5 g) de sal al día, lo cual equivale a una cucharadita de sal común yodada o de mesa, aproximadamente. Prefiere siempre la sal baja en sodio.

5. Limita el consumo de azúcares libres. La expresión "azúcares libres" se refiere a todos los azúcares simples que son añadidos a los alimentos por los fabricantes, el cocinero o el consumidor. La cantidad total de azúcares recomendado es menos de 0.18 onzas (5 g, menos de una cucharadita) de azúcar en 3.5 onzas (100 g) de alimento sólido o menos de 0.09 onzas (2.5 g, menos de media cucharadita) de azúcar en 100 mL de cualquier bebida.

6. Limita el consumo de alimentos procesados, que usualmente   **73**
se encuentran en latas, envases, empaques y cajas, porque contienen
una gran cantidad de sodio, azúcar, colorantes y aditivos artificiales,
que pueden causar daño a la salud, además de sabotear tu esfuerzo
para lograr un peso saludable.

Crear nuestro plato saludable

Para conocer los alimentos necesarios para llevar una alimentación saludable, los ubicaremos en nuestro plato de acuerdo a su grupo.

Carbohidratos

Los *hidratos de carbono*, llamados popularmente carbohidratos, son el combustible indispensable para nuestro cuerpo, son imprescindibles, ya que no existe célula en nuestro cuerpo capaz de funcionar sin la energía aportada por ellos. Pueden ser simples o complejos dependiendo de su estructura química.

Los *carbohidratos simples* incluyen el azúcar natural que se encuentra en las frutas, los vegetales, la miel, la leche y sus derivados. También incluyen los azúcares añadidos.

Los *carbohidratos complejos* incluyen panes y cereales integrales, vegetales ricos en fécula (almidón) y legumbres. En este grupo tenemos una pequeña variedad que no aporta calorías: la fibra.

Fibra

La fibra se define como la porción no digerible de los carbohidratos. Está en las cubiertas de semillas de cereales y tallos y en las hojas y piel de vegetales y frutas. Ambos tipos de fibra ofrecen muchos beneficios a nuestro sistema gastrointestinal y son parte fundamental de una dieta equilibrada. Los adultos deben consumir 0.88 onzas (25 g) al día. La cantidad que deben consumir los niños y adolescentes menores de 18 años se calcula sumando cinco a su edad: 0.53 onzas (15 g) al día para los de 10 años; 0.63 (18 g) onzas al día para los de 13, y así sucesivamente. Las fuentes principales de fibra son los cereales, las frutas, las hortalizas y las legumbres.

Qué pasa cuando comemos un carbohidrato...

Una vez que ingerimos un carbohidrato, se inicia su digestión inmediatamente en la boca. Algunas enzimas de la saliva empiezan a romperlo y forman moléculas más pequeñas (azúcares). Con la ayuda de los jugos gástricos y pancreáticos, es absorbido en el intestino delgado y transportado desde el intestino hasta el hígado a través de la sangre. Una vez en la sangre, la insulina —hormona secretada por el páncreas— se encarga de controlar los niveles de glucosa (o azúcares) y de distribuirla como energía en todas las células. Cuando detecta una gran cantidad (tras ingerir alimentos, por ejemplo), retira la glucosa de la sangre y la conduce al hígado y los músculos para que se almacene en forma de glucógeno. Ésta es la reserva de energía que el cuerpo utiliza en el tiempo que transcurre entre comidas.

Los carbohidratos simples se absorben muy rápidamente, aportan energía inmediata y de rápida utilización, mientras que los carbohidratos complejos necesitan más tiempo para ser digeridos, por lo que aportan energía dosificada, durante más tiempo.

Los carbohidratos simples y complejos aportan aproximadamente 4 kilocalorías por gramo (113 kilocalorías por onza). Al consumir grandes cantidades de carbohidratos simples en forma de azúcares, nuestro hígado y músculos no pueden almacenarlo todo, y el exceso se transforma en grasa y se almacena como reserva de energía. Por eso al consumir carbohidratos en exceso aumentamos de peso.

Carson City

Library

Date: *2/20/2016*

Time: 12:39:33 PM

Total Checked Out: 2

Checked Out

Title: Soy saludable : transforma tu cierpo y tu vid
sin ansiedad ni obsesiones
Barcode: 31472400255190
Due Date: 03/19/2016 23:59:59

Title: The 33
Barcode: 31472702179239
Due Date: 03/05/2016 23:59:59

Fuentes alimentarias de carbohidratos simples

Leches y derivados

Escoge siempre las versiones descremadas de los lácteos para evitar las grasas y nunca agregues azúcar.

Sobre la leche. Una taza de leche entera, que tiene un valor energético de 146 calorías, contiene 12. 8 g de azúcar (lactosa), 7.86 g de proteínas y 7.93 g de grasa. En cambio la leche descremada, que tiene un valor energético de 86 calorías, contiene 11.8 g de azúcar (lactosa), 8.35 g de proteína y 0.44 g de grasa. Las calorías bajan casi a la mitad, la grasa prácticamente desaparece y el azúcar y las proteínas se mantienen casi al mismo nivel. La versión descremada y deslactosada, que tiene un valor energético de 66 calorías, contiene 10 g de azúcar (otro tipo de azúcares diferente a lactosa), 6 g de proteína y 0.2 g de grasa.

TIPO DE LECHE	CALORÍAS POR TAZA	PROTEÍNAS	AZÚCAR	GRASAS
Leche entera	146	7.86g	12.8 g	7.93 g
Leche descremada	86	8.35 g	11.8 g	0.44 g
Leche descremada y deslactosada	66	6 g	10 g	0.2 g
Leche de almendras	40	1.51 g	0.34 g	3.58 g
Leche de soya	127	10.98 g	1.22 g	4.7 g

Fuente: fatsecret.com

Sobre el yogur. Es un producto lácteo obtenido mediante la fermentación bacteriana de la leche que posee múltiples propiedades beneficiosas para la salud. Una de las mejores cualidades del yogur es su importante cantidad de calcio, por lo que es imprescindible para fortalecer los huesos y los dientes. Lo bueno del yogur es que genera pocas calorías. Lo importante es consumirlo descremado y no añadirle azúcar, porque ya contiene suficiente lactosa (azúcar). Una taza (227 g) de yogur sin grasa contiene 120 calorías, mientras que la misma cantidad de la variedad con grasa contiene 170 calorías. El contenido de azúcar del yogur sin grasa y entero no varía: una taza de yogur entero o descremado natural contiene 17 g de azúcar, suficiente como para no agregarle ni una pizca más (¡cuidado con esto!). El contenido proteico tanto en el yogur entero como en el de sin grasa, es de 12 g.

Sobre los quesos. El queso tiene casi las mismas propiedades nutricionales de la leche, excepto que contiene más grasas y proteínas concentradas, además de sal. Puede ser fresco y blanco pasteurizado (está listo para consumir tras el proceso de elaboración y/o pasteurización) o madurado (requiere mantenerse durante determinado tiempo a una temperatura específica y demás condiciones). Escoge siempre los quesos frescos bajos en sal y grasas y consúmelos en porciones pequeñas. Las mejores opciones son el *cottage*, ricota, requesón, queso blanco fresco, en sus versiones descremadas. Si quieres adelgazar, debes evitar los quesos madurados ya que son muy altos en calorías.

Miel

La miel es muy saludable, pero posee un alto contenido de calorías. Hay 64 kcal y 17 gramos de azúcar, en una cucharada (15 g) de miel, por lo que sólo la recomendamos en los casos en que es necesario un suministro energético elevado, como en los deportistas y en los niños.

Hay 16 calorías en una cucharadita (5 g) de azúcar o sacarosa, por lo que debe consumirse con moderación, ya que su exceso puede favorecer la aparición de sobrepeso, obesidad, diabetes mellitus tipo 2 y caries dentales; también puede elevar el riesgo de enfermedades cardiovasculares. La cantidad total de azúcar recomendada es menos de 5 gramos en 100 gramos de alimento sólido, o menos de 2.5 gramos en 100 mL de cualquier bebida.

Dulces y pastelería

Los dulces y pasteles contienen carbohidratos simples de rápida digestión. Generalmente combinan harina de trigo, azúcar, huevos, grasas saturadas y grasas *trans*, por lo que se convierten en una bomba de calorías. Aumentan la glucosa en muy poco tiempo en el torrente sanguíneo, disparando la secreción de insulina, lo cual representa un factor de riesgo para desarrollar enfermedades como la resistencia a la insulina y la diabetes mellitus tipo 2. Debes consumirlos sólo ocasionalmente.

Frutas y vegetales sin almidón

Las frutas contienen fructosa, un tipo de azúcar simple, pero también aportan agua, vitaminas, fibra, minerales y antioxidantes necesarios en una alimentación saludable. La mayoría de las frutas contienen menos de 70 calorías en una porción de 100 gramos, a excepción de los cocos, los higos, las chirimoyas y las bananas. Son alimentos que aportan pocas calorías, provocan sensación de saciedad y disminuyen el hambre.

Los vegetales están repletos de vitaminas, minerales, fibra y fitoquímicos. Tienen pocas calorías. Los más consumidos son: acelga, alcachofa, berenjena, brócoli, cebolla, chayota, coles de Bruselas, coliflor, espárrago, hongos, palmitos, pepino, pimiento, rábano, remolacha, repollo o col, tomates, endibia, escarola, lechuga, lechuga romana, espinaca, arúgula, berro, zanahoria, entre muchos otros.

La mejor fuente de carbohidratos simples sin duda son las frutas y vegetales.

Fuentes alimentarias de carbohidratos complejos

Cereales

Los cereales son alimentos muy saludables. Contienen carbohidratos y, en menor proporción, proteínas y fibras. Su consumo se ha relacionado con la reducción del riesgo de enfermedad coronaria y de diabetes mellitus tipo 2. Además favorecen el mantenimiento del peso.

Entre los más comunes están el trigo, el maíz, la avena, el arroz, la quinua y el mijo.

El *trigo* es uno de los cereales más completos. Es rico en fibra, vitaminas y minerales. El pan, las pastas y las galletas son derivados del trigo, pero el pan integral, preparado con harina completa sin refinar de trigo, es el más beneficioso. Las pastas contienen una cantidad alta de carbohidratos. Las galletas, en su mayoría, son preparadas con grasas, colorantes y conservantes. Contiene gluten, un conjunto de proteínas que le dan elasticidad y volumen a la masa. No debe ser consumido por las personas que padecen de enfermedad celíaca (intolerancia al gluten).

El *arroz integral* es el cereal más importante, después del trigo. Posee vitaminas y minerales. Aporta muchos beneficios si se consume de forma integral y sin abusar, ya que una taza aporta 200 calorías aproximadamente. No contiene gluten.

La *avena en hojuelas* es el carbohidrato complejo por excelencia. Rica en proteínas de alto valor biológico, grasas y un gran número de vitaminas y minerales. Además contiene una gran cantidad de fibra que contribuye al buen funcionamiento intestinal. Hay 389 calorías en una taza de avena cruda. Puede contener pequeñas cantidades de gluten.

El *maíz* es un cereal integral con alto contenido de grasas y carbohidratos. No se recomienda que las personas que padezcan de diabetes o deseen bajar de peso lo consuman con regularidad. Puedes consumirlo ocasionalmente en forma de granos enteros frescos, palomitas, harina de maíz integral, sémola de maíz integral, tortilla de maíz de grano entero o de harina de maíz integral. Hay 132 calorías en una taza de maíz dulce y 120 calorías en una mazorca grande. No contiene gluten.

El *mijo integral* es un cereal rico en energía, ideal para consumir en el desayuno. Una taza de mijo cocido aporta 205 calorías. No contiene gluten.

La *quinua integral*: es un cereal con un excepcional equilibrio de proteínas, grasas y carbohidratos complejos. Aporta ocho de los nueve aminoácidos esenciales para el ser humano, lo que la convierte en un alimento muy completo y de fácil digestión. Además es rica en vitaminas y minerales indispensables. Una taza de quinua cocida aporta 229 calorías. No contiene gluten.

Legumbres o leguminosas

Las legumbres o leguminosas son altamente beneficiosas y contienen aminoácidos esenciales. Además contienen carbohidratos, proteínas y grasas. Las principales son alfalfa (10 cal por taza), guisantes (117 cal por taza), judías o frijoles (382 cal por taza), garbanzos (295 cal por taza), habas (176 cal por taza), lentejas (323 cal por taza) y soya (246 cal en 100 g)

Tubérculos y verduras con almidón

Los de consumo más habitual son la papa, la batata o camote y el plátano, pero si los consumes fritos o guisados puedes triplicar las calorías. Escoge comerlos al vapor o asados al horno y conserva la cáscara de la papa y de la batata para aumentar la fibra. Calorías que aportan: papa (80 cal por 100 g), plátano y batata, boniato o camote (90 cal por 100 g), yuca (173 cal por 100 g), ocumo y ñame (118 cal por 100 g).

Grasas: fuente concentrada de energía

Las grasas son fundamentales para la salud de nuestro organismo; aportan energía y nutrientes esenciales. Se utilizan para formar tejido nervioso y hormonas, y además contribuyen a la absorción de vitaminas A, D, E y K a partir de los alimentos que comemos. Son altamente energéticas; aportan 9 kilocalorías por gramo, constituyéndose como la fuente más concentrada de energía.

El consumo excesivo de grasa puede contribuir al aumento de peso y a la obesidad, ya que las calorías de las grasas se acumulan en el tejido adiposo o graso más fácilmente que las calorías que provienen de los carbohidratos y las proteínas. Por otra parte, el exceso de colesterol que contienen las grasas se deposita en las células que no son capaces de bloquear su entrada, como la pared de los vasos sanguíneos, formando una placa y favoreciendo el aumento de la presión arterial y el desarrollo de enfermedades cardíacas y ciertos tipos de cáncer.

Grasas saludables

Las grasas saludables son los ácidos grasos monoinsaturados y los ácidos grasos poliinsaturados.

Los *ácidos grasos monoinsaturados* están presentes en el aceite de oliva y canola, aceitunas, legumbres, nueces y demás frutos secos, aguacate y sus aceites. Su consumo moderado favorece la reducción de colesterol "malo" (LDL) y aumenta el colesterol "bueno" (HDL). Es la mejor fuente de grasas si sufres de colesterol elevado.

Los *ácidos grasos poliinsaturados* son el omega 3 (presente en los siguientes pescados: salmón, caballa, arenque, trucha), nueces, semillas de soya, linaza y sus aceites. Son muy beneficiosos para reducir los triglicéridos elevados y el colesterol "malo" (LDL). El omega 6, se encuentra en las semillas de girasol, germen de trigo, sésamo, nueces, maíz y algunas margarinas. Contribuyen a disminuir el colesterol "malo" (LDL) pero también el "bueno" (HDL). Consúmelos con moderación.

Grasas menos saludables

Las grasas menos saludables son los ácidos grasos saturados y los ácidos grasos *trans*.

Los *ácidos grasos saturados* abundan en alimentos de origen animal como carne, salchichas, manteca, queso, lácteos enteros, margarinas duras, mantequilla y en productos vegetales como el aceite de coco y de palma. Si se consumen en exceso provocan un aumento de los niveles de colesterol en la sangre. Consúmelos con moderación.

Los *ácidos grasos trans* son los aceites vegetales hidrogenados modificados que se utilizan para elaborar galletas, pastelería, comida rápida y frituras. También están presentes en la carne de ternera y oveja. Son los más perjudiciales para tu salud. ¡Evítalos a toda costa!

Proteínas: pilares fundamentales para la vida

Las proteínas son moléculas grandes formadas por pequeñas unidades llamadas aminoácidos. Existen veinte tipos de aminoácidos capaces de combinarse y unirse, pero sólo nueve de ellos se obtienen de la alimentación. Por eso se llaman aminoácidos esenciales: nuestro cuerpo no los produce. El resto de los aminoácidos son producidos en el organismo.

Todos los aminoácidos esenciales se encuentran en las proteínas de origen animal. Las proteínas que provienen del huevo, la leche y los derivados lácteos son consideradas de excelente calidad; las provenientes del pescado, la carne y las aves son de buena calidad; entre las proteínas de origen vegetal, la soya es considerada de buena calidad; las provenientes de los cereales, los tubérculos, las raíces vegetales son de mediana calidad. Como podrás observar, prácticamente todo lo que llevamos a la mesa contiene proteínas, aunque no en las concentraciones que hacen falta.

Sin embargo, las proteínas provenientes de las carnes animales y derivados tienen un alto contenido de colesterol y grasa saturada. Las proteínas de origen vegetal son incompletas, y deben ser combinadas con otros alimentos para obtener todos los aminoácidos que el cuerpo necesita.

Las proteínas, al igual que los demás alimentos, contienen calorías, por lo cual no debemos excedernos en su consumo.

Su consumo excesivo puede resultar perjudicial, pues nuestro cuerpo no puede almacenarlas como proteínas sino como carbohidratos o grasas. Se puede generar un estado de intoxicación cuando el esfuerzo del cuerpo por degradarlas produce residuos tóxicos que provocan destrucción de tejidos y envejecimiento prematuro. A continuación se describen las mejores fuentes de proteínas.

Huevos

La composición de los huevos es la más completa, ya que contiene proteínas de alto valor biológico. Tres a cinco huevos completos a la semana es una ración ideal. El resto de los días de la semana puedes consumir sólo las claras. La clara es prácticamente albúmina pura y es la mejor proteína que existe. Cruda se digiere mal, sólo se absorbe el 50%, pero con el calor se coagula y mejora su asimilación hasta el 95%.

La yema es rica en nutrientes, grasa y colesterol. Existe una cierta confusión que se relaciona con el efecto que tiene la yema sobre los niveles de colesterol plasmático, cosa que no es cierta. El colesterol de la sangre lo fabricamos directamente en el hígado a partir de los ácidos grasos saturados y no guarda una relación directa con el colesterol de los alimentos. Por tanto, lo verdaderamente importante, es controlar la cantidad de grasa saturada que ingerimos. Si consumimos mucha grasa saturada nuestro colesterol plasmático subirá con independencia de la cantidad de colesterol que tengan los alimentos. La mayoría de las grasas en la yema son buenas (monoinsaturada y poliinsaturada).

Un huevo entero (60 g aproximadamente) aporta 78 kcal (17 cal en la clara y 61 cal en la yema). Generalmente comemos dos o tres huevos completos, lo que se traduciría en hasta 234 calorías. En los planes nutricionales para el control y la reducción del peso, se sugiere consumir un huevo entero al día y agregar tres claras, lo que daría un total de 129 calorías.

Pescado

El pescado tiene igual valor nutritivo que las carnes pero con mayores beneficios para la salud. Todos los pescados son saludables, pero te sugiero que elijas los azules: salmón, caballa, arenque, trucha, macarela, atún, esturión, mújol, anchoa, anchovetas y sardinas, que son ricos en ácidos grasos omega 3. Consume de 200 a 300 gramos semanales.

Carnes

Escoge cortes magros de res (solomillo, lomito, punta trasera, pulpa negra, etc.), lomo de cerdo magro, ternera, venado, cordero. Es recomendable consumir el pollo (asado, sancochado, a la parrilla) y el pavo sin la piel.

Lácteos

Los productos lácteos son proteínas de alto valor pero debes escoger los que contengan grasa reducida al 1%: leche descremada, yogur descremado y quesos como el ricota o blanco fresco.

Legumbres y frutos secos

Las legumbres (alfalfa, guisantes, judías o frijoles, garbanzos, habas, lentejas y soya) tienen un elevado contenido proteico pero son de menor valor biológico. Al combinarlas con cereales (arroz, quinua, avena, trigo, maíz, mijo) juntas todos los aminoácidos esenciales. La soya tiene el doble de proteínas que la carne, cuatro veces las del huevo y doce veces las de la leche.

Los frutos secos contienen proteínas y ácidos grasos saludables. Un puñadito es excelente en ensaladas o como merienda. Pero hay que consumirlos moderadamente, ya que son alimentos de alta densidad energética. Una simple taza de frutos secos puede contener 876 calorías, con un 77% proveniente de la grasa. El consumo diario que se recomienda de estos alimentos es lo que quepa en el puño: aproximadamente entre doce y quince unidades de estos frutos, y sin sal.

Micronutrientes: vitaminas y minerales

Los micronutrientes son sustancias esenciales para el organismo porque regulan algunas funciones del metabolismo y colaboran en la defensa contra las enfermedades.

Las vitaminas son micronutrientes que se obtienen mediante una alimentación balanceada y abundante en productos frescos y naturales, principalmente frutas y verduras. Son imprescindibles para que el cuerpo utilice los carbohidratos, lípidos y proteínas como fuentes de energía. También intervienen en procesos fundamentales como la regulación hormonal, la coagulación sanguínea y la regulación del sistema nervioso. Nuestro cuerpo necesita trece vitaminas para crecer y desarrollarse adecuadamente. Cada una de ellas cumple funciones imprescindibles:

VITAMINA	EFECTO	FUENTES
vitamina A (y betacaroteno)	piel sana; huesos y dientes fuertes en los niños; crecimiento y visión normales	aceites de hígado de pescado, productos lácteos, zanahorias y verduras de hoja oscura
vitamina B1 (tiamina)	uso de carbohidratos en el organismo; digestión y apetito; funcionamiento normal del sistema nervioso	cereales integrales, legumbres, carne magra de cerdo, semillas y nueces
vitamina B2 (riboflavina)	crecimiento normal; formación de ciertas enzimas; prevención de inflamación en la boca y la lengua	productos lácteos, carne, aves de corral, pescado y verduras verdes

VITAMINA	EFECTO	FUENTES
vitamina B3 (ácido nicotínico)	uso de carbohidratos y grasas en el organismo; funciones del sistema nervioso y aparato digestivo; producción de hormonas sexuales; piel sana	carne magra, pescado, aves de corral y cereales integrales
vitamina B6 (piridoxina)	uso de aminoácidos en el organismo; producción de hemoglobina	carne, cereales integrales, germen de trigo y levadura de cerveza
vitamina B12	funciones del sistema nervioso; desarrollo normal de glóbulos rojos; producción de material genético en las células; uso de los carbohidratos y el ácido fólico presentes en los alimentos	pescado, productos lácteos, carne roja, cerdo y huevos
biotina	descomposición de los ácidos grasos presentes en los carbohidratos	nueces, cereales integrales, verduras, frutas y leche
ácido fólico	procesos metabólicos importantes en el organismo; crecimiento; reproducción celular; producción de glóbulos rojos	verduras de hoja verde, naranjas, frijoles, guisantes, arroz y huevos
ácido pantoténico	producción de ciertas hormonas; uso de grasas y carbohidratos en el organismo; uso de vitaminas; crecimiento normal; funciones del sistema nervioso	huevos, cereales integrales y levadura de cerveza
vitamina C (ácido ascórbico)	piel, huesos, dientes y encías; ligamentos; vasos sanguíneos sanos; inmunidad a las enfermedades; curación de heridas; absorción de hierro	cítricos y otras frutas y verduras frescas

vitamina **D**	huesos fuertes; regulación de la absorción de calcio y fósforo	pescados grasos, huevos y leche fortificada
vitamina **E**	función cerebral normal; formación de glóbulos rojos; mantenimiento de algunas enzimas; estructura celular normal	cereales integrales, aceites vegetales, verduras de hoja verde y huevos
vitamina **K**	coagulación sanguínea	verduras de hoja verde y productos lácteos

La cantidad de cada vitamina que el organismo necesita puede variar con la edad, el peso, el estado fisiológico, la actividad diaria, las enfermedades, el embarazo y la lactancia, entre otros factores. Además, algunas condiciones externas pueden afectar su asimilación en el organismo, como el tabaco, el alcohol, la cafeína, las dietas restrictivas, la delgadez extrema y el abuso de alimentos procesados. En estas circunstancias, tal vez requieras una dosis adicional de alguna de ellas. Consulta con tu médico si es el caso.

Los minerales son indispensables ya que forman parte de las proteínas musculares de tejidos como los huesos y los dientes. Regulan el metabolismo y los impulsos nerviosos y conforman algunas hormonas. Además participan en el transporte de oxígeno a los tejidos y contribuyen en los procesos digestivos.

Los minerales se clasifican según la necesidad de nuestro organismo:

Macrominerales

También llamados minerales esenciales, necesarios en cantidades mayores por día.

Entre ellos, los más importantes son sodio, potasio, calcio, fosforo, magnesio y azufre.

Microminerales

Llamados minerales pequeños o no esenciales, son necesarios en cantidades muy pequeñas.

Los más importantes son cobre, yodo, hierro, manganeso, cromo, cobalto, zinc y selenio.

Cada mineral cumple funciones específicas o interviene en diversas reacciones. La siguiente tabla agrupa los principales minerales:

MINERAL	EFECTO	FUENTES
calcio	huesos y dientes sanos; conducción nerviosa; contracción muscular; coagulación sanguínea; producción de energía; inmunidad a las enfermedades	productos lácteos y verduras de hojas verdes como el brócoli, la col rizada, la mostaza, los nabos y el *bok choy* o repollo chino;, salmón, sardinas, almendras, nueces de Brasil, semillas de girasol, tahini (tahina) y legumbres secas
cloro	regula el agua y líquidos corporales; mantiene el equilibrio de los líquidos corporales	sal de mesa o de mar como cloruro de sodio, algas marinas, centeno, tomates, lechuga, apio y aceitunas
fósforo	huesos fuertes; todas las funciones celulares y membranas celulares	productos lácteos, pescado, carne, aves de corral, verduras y huevos
potasio	produce proteínas; descompone y utiliza carbohidratos; desarrolla los músculos; mantiene un crecimiento normal del cuerpo; controla la actividad eléctrica del corazón; controla el equilibrio ácido-base	verduras y frutas frescas
sodio	interviene en el equilibrio ácido-base; ayuda al equilibrio de los líquidos corporales dentro y fuera de las células; necesario para la transmisión y la generación del impulso nervioso; contribuye a la respuesta correcta de los músculos	sal de mesa y sodio añadido a los alimentos
azufre	interviene en el equilibrio ácido-base; ayuda al equilibrio de los líquidos corporales dentro y fuera de las células; necesario para la transmisión y la generación del impulso nervioso; contribuye a la respuesta correcta de los músculos	sal de mesa y sodio añadido a los alimentos

Para que tu alimentación sea rica en vitaminas y minerales, puedes tomar las siguientes medidas:

- Consume cinco raciones de frutas y vegetales frescos al día.

- Varía los alimentos y la forma en que los preparas.

- Lava los alimentos pero no los dejes en remojo por mucho tiempo.

- Cocina al vapor y utiliza el agua de cocer las verduras para hacer caldos.

- Come frutas y vegetales de tonos variados y colores vivos.

- Incluye pescado y mariscos en las ensaladas.

- Disfruta de los beneficios de las legumbres y de los cereales integrales.

- Consume lácteos bajos en grasa con regularidad.

Estoy segura de que para este momento estarás más consciente de la importancia de lograr una alimentación balanceada que te permita obtener los minerales y vitaminas de distintos ingredientes, así como de la necesidad de combinar adecuadamente los tres grandes grupos de alimentos: proteínas, carbohidratos y vegetales. Quizás estés ansioso por salir de compras y llenar el carrito de hermosas frutas, jugosas carnes y frescas verduras, pero no lo hagas todavía. Aún nos falta aprender un par de cositas más.

CAPITULO 7

Escoge los alimentos correctos

No soy producto de mis circunstancias,
soy producto de mis decisiones.
STEPHEN COVEY

Lee la siguiente escena y dime si te parece familiar. Prendes la televisión y ves mil comerciales de productos alimenticios que te dicen que son *light*, naturales y llenos de vida. Apagas la tele y sales al supermercado. En el camino ves revistas, vallas publicitarias y afiches que te ofrecen más productos con la misma promesa. Luego entras al mercado o tienda y te detienes frente a los estantes repletos de comida; mil productos, etiquetas, colores y avisos que terminan abrumándote. ¿Cómo elegir lo correcto ante esa avalancha de alimentos y publicidad que te agobian?

Lo primero que debemos hacer es no dejarnos abrumar por la cantidad de productos ni dejarnos enamorar por las etiquetas bonitas o la publicidad atractiva. El hecho de que haya una mujer espectacular en traje de baño o nuestro actor favorito junto a un plato no quiere decir que ése sea el mejor alimento para nosotros. Antes de comprar debemos leer la etiqueta y comprender qué es lo que nos llevaremos a la boca. La vida está llena de elecciones. Siempre tenemos la capacidad de seleccionar las mejores opciones de alimentos, pero debemos aprender a hacerlo correctamente. Debemos aprender a leer las etiquetas de información nutricional para poder tomar las mejores decisiones para nuestra salud. La industria alimentaria debe seguir un protocolo establecido para etiquetar sus productos alimenticios, lo que nos permite identificar qué y cuánto contiene lo que vamos a comprar y, más tarde, consumir.

¿Por dónde comenzar?

Abajo aparece una muestra de las etiquetas de información nutricional que encontrarás en las bebidas y los alimentos empacados. Es una herramienta muy útil a la hora de realizar un plan de alimentación saludable. Como podrás observar, está dividida en diferentes áreas, y aunque parece un poco complicada, leerla es más fácil de lo que crees.

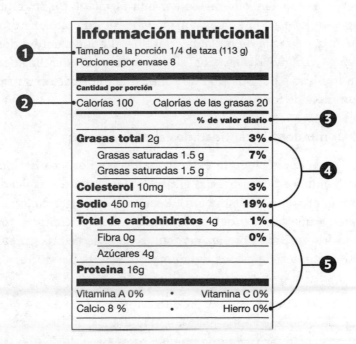

Información nutricional

1 Tamaño de la porción 1/4 de taza (113 g)
Porciones por envase 8

Cantidad por porción

2 Calorías 100   Calorías de las grasas 20

% de valor diario **3**

Grasas total 2g	**3%**
Grasas saturadas 1.5 g	**7%**
Grasas saturadas 1.5 g	
Colesterol 10mg	**3%**
Sodio 450 mg	**19%**
Total de carbohidratos 4g	**1%**
Fibra 0g	**0%**
Azúcares 4g	
Proteína 16g	

4

5

Vitamina A 0%	Vitamina C 0%
Calcio 8 %	Hierro 0%

1. Identifica el tamaño de la porción

Lo primero que hay que hacer es identificar la cantidad total de alimento (ver el área señalada con el número 1 en la ilustración), es decir, busca el peso neto del producto en gramos. Seguidamente, busca en la etiqueta el tamaño de la porción establecida para el producto y las cantidades de porciones contenidas en el empaque.

Es muy importante comprobar cuántas porciones incluye el paquete, porque toda la información nutricional de la etiqueta se basa en una porción del alimento y no en todo el paquete. Con frecuencia, un paquete de alimento contiene más de una porción. Debes prestar atención a este detalle. Por ejemplo: en una bolsa de galletas dulces que contiene 456 g (peso neto), la porción recomendada puede ser una taza (228 g). Sin embargo, las porciones contenidas en el paquete son dos. Esto quiere decir que la caja de galletas contiene el equivalente a dos porciones recomendadas, por ello la información reflejada debe multiplicarse por dos a fin de conocer la información nutricional completa de todo el paquete.

2. Comprueba la cantidad de calorías y grasas

Las calorías siempre estarán indicadas después del número de porciones que contenga el paquete (ver el área señalada con el número 2 en la ilustración). Recuerda que estas calorías equivalen a una porción del alimento. Identifica la cantidad total de calorías en cada porción y cuántas de esas calorías provienen del contenido de grasas del alimento. Esto te permitirá conocer si el alimento en cuestión es alto o bajo en grasas.

Ten en cuenta que un producto que no contenga grasas, no significa que no tenga calorías. Los demás nutrientes también aportan calorías (recuerda que las proteínas y los carbohidratos aportan 4 kcal por gramo). Para tomar una buena decisión, ten en cuenta que pocos alimentos son considerados "libres de calorías o sin calorías" ya que los principales nutrientes (carbohidratos, proteínas y grasas) aportan calorías necesarias para nuestra alimentación. Un alimento puede considerarse libre de calorías si contiene menos de cinco calorías por ración. Si requieres disminuir el número de calorías consumidas durante el día o estás en un plan para bajar de peso, puede ser beneficioso escoger alimentos "bajos en calorías" o "hipocalóricos", ya que aportan menos de 40 kcal por ración especificada en el empaque.

3. Usar los porcentajes de requerimientos diarios recomendados por persona (RDA) o el porcentaje del % valor diario (DV) como guía

Los requerimientos de energía y nutrientes diarios no son más que las cantidades recomendadas de nutrientes que debe tener la alimentación de una persona (ver el área señalada con el número 3 en la ilustración) que consume un promedio diario de 2,000 o 2,500 kcal según sea el caso, distribuidos de la siguiente forma:

- Del 50% al 60% de las calorías deben provenir de los carbohidratos.

- Del 25% al 30% de las calorías deben provenir de la grasa, y la mayoría de las grasas deben derivar de fuentes de grasas insaturadas (saludables).

- Del 12% al 20% de las calorías deben provenir de las proteínas.

¿Cuándo es alto o bajo el porcentaje de las RDA o DV? Para conocer si el alimento que estamos consumiendo aporta la cantidad adecuada de determinados nutrientes de acuerdo con un consumo promedio de calorías, podemos seguir la clasificación que aparece a continuación.

Porcentaje bajo. Si el nutriente en cuestión aporta el 5% o menos de las RDA o DV. Esto es ideal cuando nos referimos a los alimentos que debemos comer menos: grasas totales, grasas saturadas, colesterol total y sodio.

Porcentaje alto. Si el nutriente en cuestión aporta el 20% o más de las RDA o DV. Esto es ideal cuando nos referimos a los alimentos que debemos comer más: vitaminas, minerales y fibra.

Una vez que te familiarices con el porcentaje de RDA o DV, podrás usarlo para comparar los alimentos y decidir cuál es la mejor opción para ti. También puede ayudarte a "lograr un balance" durante el día. Por ejemplo: si de almuerzo escogiste un alimento alto en sodio (un nutriente que debes consumir en menores cantidades) entonces para la cena debes elegir alimentos bajos en sodio.

4. Vigila la cantidad de grasas, colesterol y sodio que consumes

Existen nutrientes que son importantes pero cuyo consumo debemos limitar, porque pueden aumentar el riesgo de padecer ciertas enfermedades, como es el caso de las grasas (especialmente las grasas saturadas), el colesterol y el sodio (ver el área señalada con el número 4 en la ilustración). ¡Trata de mantenerlos al nivel más bajo posible! Se clasifican de mayor a menor cantidad.

Grasas. Ten en cuenta que hay grasas beneficiosas en cantidades moderadas, las insaturadas (monoinsaturadas y poliinsaturadas); y las que no son aconsejables, las saturadas y las trans. Aproximadamente el 30% del total de calorías que se consumen en un día debe provenir de las grasas. Por lo tanto, si consumes 2,000 calorías diarias, aproximadamente 600 serían de las grasas. Las sugerencias que aparecen a continuación son una buena guía para limitar el consumo de grasas.

• Escoge los alimentos que tengan el porcentaje de valor diario (% DV, por sus siglas en inglés) de grasa total y grasas saturadas más bajo o cero: 5% de DV o menos de grasa total.

• Escoge alimentos "bajos en grasa": 3 g o menos de grasas totales y 1 g o menos de grasas saturadas.

• Al escoger alimentos que indiquen "sin grasa" y "libres de grasa", recuerda que son los alimentos que aportan menos de 0.5 g de grasa, y que eso no significa "sin calorías". En ocasiones, para añadirle sabor al alimento, se le agrega azúcar, lo que a su vez añade calorías. Comprueba las calorías por porción.

Colesterol. Se encuentra dentro del grupo de elementos que debes reducir. Pero no todo el colesterol es malo. Recuerda que hay dos tipos de colesterol en el torrente sanguíneo: lipoproteínas de alta densidad (HDL, por sus siglas en inglés) o colesterol "bueno"; mientras que las lipoproteínas de baja densidad (LDL, por sus siglas en inglés) conforman el colesterol "malo". Una de las principales razones por las que el colesterol LDL ("malo") alcanza un nivel muy alto en la sangre es comer demasiadas grasas saturadas. Las sugerencias que aparecen a continuación son una buena guía para limitar el consumo de colesterol.

• Revisa siempre la etiqueta de información nutricional y escoge alimentos con el porcentaje de valor diario (% DV, por sus siglas en inglés) de colesterol más bajo: 5% de DV o menos de colesterol.

- Escoge los alimentos "libres de colesterol": menos de 2 mg por ración y 2 mg o menos de grasas saturadas.

- Escoge alimentos "bajos en colesterol": 20 mg o menos de colesterol por ración y 2 mg o menos de grasas saturadas.

Sal. La mayoría de las personas consumen demasiado sodio (sal) y es posible que ni siquiera lo sepan. Muchos alimentos empacados tienen una cantidad alta, aun cuando no sean "salados". Este es otro de los nutrientes necesarios que debemos controlar. Las sugerencias que aparecen a continuación son una buena guía para limitar el consumo de sodio.

- Lee la etiqueta para conocer cuánto sodio hay en los alimentos que estás escogiendo: 5 % del DV recomendado o menos es bajo en sodio.

- Al escoger entre dos alimentos, compara la cantidad de sodio. Decídete por alimentos empacados que sean "bajos en sodio", ya que aportan menos de 140 mg de sodio por ración.

5. Consume suficientes carbohidratos, proteínas, vitaminas y minerales

Los carbohidratos, las proteínas, las vitaminas y los minerales son nutrientes indispensables para lograr una alimentación saludable y debemos mantener un consumo adecuado (o incluso aumentarlo en ciertos casos) para cubrir los requerimientos diarios (ver el área señalada con el número 5 en la ilustración).

Carbohidratos. La etiqueta nutricional indica la cantidad de carbohidratos totales (incluidos las fibras y los azúcares), así como la cantidad específica de fibra y azúcares por separado contenidas en cada porción del alimento empaquetado. En una alimentación saludable, el 60% de las calorías diarias deben provenir de los carbohidratos. Por lo tanto, si consumes 2,000 calorías diarias, aproximadamente 1,200 deben provenir de estos nutrientes. Las sugerencias que aparecen a continuación te servirán de guía para agregar carbohidratos a tu alimentación.

- Elige siempre alimentos ricos en carbohidratos complejos y fibra.

- Evita en tu alimentación el consumo excesivo de los azúcares simples.

Azúcar. Aunque forma parte de los carbohidratos que se encuentran en alimentos empacados o bebidas, se indica su cantidad por separado, ya que hace referencia a los azúcares agregados: sacarosa, fructosa, glucosa, maltosa, dextrosa, jarabe de maíz de alto contenido en fructosa, jarabe de maíz, jugo de caña evaporado o deshidratado, jugo de frutas concentrado y miel. Las sugerencias que aparecen a continuación te servirán de guía para obtener el azúcar que tu dieta requiere.

- Escoge alimentos que contengan menos de 5 gramos de azúcar por cada 100 gramos en alimentos sólidos, o menos de 2.5 gramos en 100 mL en bebidas.

- El azúcar debe representar solo el 10% del DV.

- Escoge alimentos "libres de azúcar", ya que contienen menos de 0.5 gramos de azúcar por porción.

- Compara los alimentos y escoge su versión "reducida en azúcar", ya que contienen 25% menos de azúcar que un alimento similar. Pero recuerda: que el contenido de azúcar sea reducido no significa que sea beneficioso, simplemente es una mejor opción que la versión azucarada original del mismo alimento.

Fibra. Es un nutriente fundamental, por lo cual debes procurar ingerir la mayor cantidad posible. Las sugerencias que aparecen a continuación te servirán de guía para agregar fibra a tu alimentación.

- Lee la información nutricional que indica la cantidad de fibra en cada porción, así como el porcentaje de DV de fibra que contiene el alimento.

- Escoge alimentos "altos en fibra", es decir, los que aportan 5 gramos o más de fibra por ración o 20% del DV.

Proteínas. Una de las cosas que despierta mayor inquietud en las etiquetas nutricionales es la cantidad de proteínas, la cual no suele ser muy alta con respecto a los demás nutrientes. Aun cuando la mayor parte del cuerpo (músculos, piel y el sistema inmunológico) está formada por proteínas, en realidad sólo requerimos un valor diario del 10% del consumo total. En una alimentación que proporcione 2,000 calorías diarias, las proteínas representarían alrededor de 200 calorías. Debes asegurarte de que los alimentos que consumes sean una buena fuente de proteínas.

Vitaminas y minerales. Sólo es obligatorio incluir en la etiqueta nutricional si el alimento aporta vitamina A, vitamina C, calcio y hierro, por lo cual los verás con mayor frecuencia. Otras vitaminas y otros minerales son igualmente indispensables, pero resultaría una lista demasiado extensa para recogerlos en la etiqueta nutricional. Las sugerencias que aparecen a continuación te servirán de guía para que tu alimentación sea rica en vitaminas y minerales.

- Lo ideal en una alimentación saludable es lograr un 20% o más de las RDA o DV de estos nutrientes.

- Escoge alimentos que indiquen ser "buena fuente de..." porque te darán un listado de las vitaminas y minerales que contienen con su respectivo porcentaje, que casi siempre estará cerca del 10% de las RDA o DV de una vitamina o mineral o algún nutriente en particular.

Revisa la lista de ingredientes

Si los alimentos contienen más de un ingrediente en su composición, debe ser enumerado en el etiquetado comercial. Cada uno deberá estar listado en orden decreciente según la cantidad. Desde enero de 2006, a las compañías de alimentos se les exige que expresen claramente si sus productos contienen algún ingrediente con proteínas derivadas de los ocho alimentos considerados más alergénicos, tales como leche, huevos, pescado, crustáceos, moluscos, frutos secos (nueces), maní, trigo y soya. Las etiquetas de los alimentos no pueden indicarte qué alimentos comer o cuáles evitar: ésa es tu decisión. Pero sí pueden ayudarte a escoger los ingredientes más saludables para tu alimentación.

Bueno, ahora ya sabes qué significan todas esas palabras y números chiquiticos que tienen los productos. Compra con conciencia porque los aciertos y errores terminarán en tu cintura.

CAPITULO 8

¡Que no te engañen!

No engañes, pero no te dejes engañar.
THOMAS EDISON

¡Sin azúcar! ¡Sin grasa! ¡Bajo en calorías! Estas son frases que hipnotizan y alegran a todo aquel que pretenda bajar de peso sin dejar de disfrutar el sabor de los alimentos procesados y empacados. Cada vez que leemos esas benditas frases en la etiqueta nutricional, pensamos en un semáforo con luz verde para atiborrarnos sin límites del alimento en cuestión. Nos comemos el doble o triple de la porción sugerida, felices y sin remordimiento alguno, porque pensamos que "no engordan". No nos damos cuenta de que quizás una pequeña porción del alimento en su versión normal hubiese representado muchas menos calorías.

En el capítulo anterior aprendiste a descubrir los detalles de la etiqueta nutricional. Sin embargo, recuerda que esa etiqueta es una imposición de las autoridades sanitarias a los industriales. Es decir, los productores lo hacen "obligados" por los gobiernos para evitar que el esfuerzo publicitario y la competencia comercial perviertan o desdibujen la naturaleza real del producto que se está vendiendo. Por eso las imprimen con letras tan pequeñas.

Que un alimento contenga poco o mucho de un nutriente no significa que sea la mejor opción o la más saludable. Muchos alimentos, aunque son beneficiosos y nutritivos, pueden sabotear nuestro deseo de mantener un peso saludable si los consumimos en exceso. Cuando nos dejamos atrapar por lo que "parece saludable", sin estar seguros de que lo sea, caemos en la trampa.

Opciones en el mercado

El mercado ofrece muchas opciones de productos "saludables" para que elijas lo que más convenga a tus necesidades nutricionales. A continuación aparece una lista de factores a los que debes estar atento a la hora de elegir.

Productos ligeros. Estos alimentos contienen un 30% o 50% menos calorías que su versión original. "Light" no es sinónimo de "saludable". Significa que es un producto más bajo en calorías, que es muy diferente a que sea "sin calorías". Tampoco quiere decir que no contenga grasa. Sólo significa que contiene la mitad de la grasa que otro alimento similar.

Productos "bajos en calorías". Estos productos poseen 40 calorías o menos por porción. Son buenas opciones a la hora de escoger alimentos empacados, sin embargo no olvides fijarte de dónde provienen esas calorías.

Productos "reducidos en calorías". Estos productos proporcionan un mínimo de 25% menos calorías por porción cuando se compara con un alimento similar. No significa que sea saludable o que tenga pocas calorías, simplemente es mejor opción que un producto igual pero con más calorías.

Productos "sin azúcar agregada". Que un producto tenga esta especificación no significa que no contenga azúcar en absoluto. Simplemente no se le ha añadido azúcares adicionales como sacarosa, glucosa, maltosa, dextrosa, jarabe de maíz de alto contenido en fructosa, jarabe de maíz, jugo de caña evaporado o deshidratado, jugo de frutas concentrado o miel. Un ejemplo tradicional de estos productos son las mermeladas de frutas, ricas en fructosa, un azúcar natural de estos alimentos, para las que se han elaborado versiones "sin azúcar agregada".

Productos "reducidos en azúcar". Estos productos contienen al menos 25% menos de azúcar comparado con un alimento similar. Pero recuerda, aunque el contenido de azúcar esté reducido, no significa que sea beneficioso.

Productos "libres de azúcar". Los consumidores suelen confundir los productos "libres de azúcar" con los productos "sin azúcar agregada". Estos productos contienen menos de 0.5 gramos de azúcar por porción y son escasos. Recuerda, además, que un producto puede ser "libre de azúcar" pero alto en calorías provenientes de las grasas.

Productos *fat free* o libres de grasa". Se considera que un alimento es "libre de grasa" cuando contiene menos de 0.5 gramos de grasa por porción. Pero sólo porque algo es "sin grasa" no significa que sea bueno. Muchas veces estos productos tienen tantas o más calorías que otros alimentos, y con frecuencia cuando se restringe la cantidad de grasa, se sustituye por sodio o azúcares para mejorar el sabor.

Productos "reducidos en grasa". Estos productos poseen al menos un 25% menos de grasa comparados con un alimento similar o con su versión original. No son los más recomendables, pero son una mejor opción que la versión original, que en ocasiones representa un riesgo para la salud.

Producto "bajos en grasa". Los alimentos bajos en grasa poseen 3 gramos o menos de este nutriente por porción. Por lo general este tipo de alimentos no suelen ser muy calóricos, y son la mejor opción para cuidar nuestra salud cardiovascular. Es recomendable ingerir alimentos con bajo contenido de grasas: 3 g o menos de grasas totales y 1 g o menos de grasas saturadas.

No te dejes engañar

Los alimentos "bajos en calorías", "sin azúcar" y otros términos mencionados no solucionan los problemas de sobrepeso u obesidad. No nos dejemos engañar: los alimentos adelgazantes no existen. Todo lo que se come aporta alguna caloría al organismo, a excepción del agua. Pero es básico saber leer el contenido nutricional de los alimentos que escogemos, ya que son la única referencia para conocer si vale la pena consumir un producto u optar por otra versión del mismo. Es importante recordar que la cantidad también cuenta. Algunas personas creen que pueden comer cantidades ilimitadas de galletas "ligeras", yogur "bajo en grasa" y postre "reducido en azúcar", lo que evidentemente tiene como consecuencia un aumento de peso.

Te recomiendo que elijas siempre los alimentos frescos y ricos en fibra, ya que nos ofrecen el beneficio de consumir mayor cantidad con pocas calorías. De acuerdo con esto, ha surgido una nueva tendencia en la selección de productos que pueden aportar beneficios a la salud, al mismo tiempo que contribuimos a cuidar nuestro peso y el medio ambiente: los productos naturales y los orgánicos.

La moda de los productos orgánicos

Aunque muchas personas creen que "natural" y "orgánico" son sinónimos de "saludable", estos términos tienen diferente significados.

Producto natural. Un producto natural es aquel que no contiene ingredientes sintéticos ni artificiales. Han pasado por un proceso de crecimiento y desarrollo natural, cultivados o criados en un entorno idóneo, con los cuidados necesarios para evitar enfermedades o plagas, aunque conlleve utilizar algunos pesticidas o sustancias químicas.

Producto o alimento orgánico: Los productos o alimentos orgánicos se obtienen sin el uso de sustancias químicas ni plaguicidas. Asimismo, no son tratados con conservantes después de producidos. El término *orgánico* no significa que los alimentos producidos sean más seguros o nutritivos que los producidos de manera convencional. La razón principal del auge de estos productos es generar conciencia de alimentación adecuada, con un menor impacto sobre el medio ambiente, disminuyendo el uso de sustancias potencialmente perjudiciales para el entorno.

Los alimentos orgánicos y los no orgánicos se diferencian en su exposición a hormonas de crecimiento, ingredientes sintéticos y plaguicidas. Aunque los fertilizantes y los plaguicidas se usan comúnmente en la industria alimentaria, algunas personas temen los posibles efectos a largo plazo de estas sustancias químicas artificiales en la salud y el desarrollo de los seres humanos. Es importante mencionar que no se ha demostrado taxativamente que consumir alimentos tratados con fertilizantes artificiales y plaguicidas cause problemas de salud. Tampoco está demostrado que comer alimentos orgánicos reduzca el riesgo de algún tipo de enfermedad, pero hay muchos estudios sobre el tema.

Aunque algunas personas creen que los alimentos orgánicos aportan mayor cantidad de vitaminas o minerales, algunas investigaciones han demostrado que tanto las versiones no orgánicas como las orgánicas aportan cantidades de nutrientes muy similares. Ahora bien, otras razones por las cuales ha aumentado la tendencia a consumir alimentos orgánicos es la calidad y el sabor. Estos alimentos, por lo general, se compran en estado muy fresco, lo que aporta una consistencia y sabor diferentes, pero una de sus mayores desventajas es que duran menos tiempo y deben consumirse casi inmediatamente.

Independientemente de que consumas productos orgánicos o convencionales, asegúrate de revisar la información nutricional para conocer su composición y beneficios, siempre cuidando la cantidad que escoges.

Un alimento se etiqueta como *saludable* cuando cumple algunos criterios que limitan las cantidades de grasa, colesterol y sodio, y contiene las cantidades mínimas necesarias de vitaminas, minerales u otros nutrientes beneficiosos, independientemente de que sea producido de manera orgánica o convencional.

Lo que necesitas saber del azúcar

Uno de los alimentos recientemente más cuestionados es el azúcar o sacarosa, también conocida como azúcar común o azúcar de mesa, que suele ser uno de los principales saboteadores de nuestra buena dieta. El azúcar resulta de la unión de glucosa y fructosa, que se obtiene principalmente de la caña de azúcar o de la remolacha. Es de origen industrial y carece, en la mayoría de los casos, de nutrientes, vitaminas y minerales. Existen diferentes tipos de azúcar, dependiendo de su grado de refinación, que hace variar el porcentaje de sacarosa que contienen los cristales de cada tipo. El *azúcar moreno*: no se somete a refinación. Es considerado un producto integral porque contiene una cubierta de color marrón que recubre los cristales. Está compuesto de entre un 96% y un 98% de sacarosa. El *azúcar rubio* es menos oscuro que el azúcar moreno y tiene un mayor porcentaje de sacarosa. El *azúcar blanco* está compuesto casi en su totalidad de sacarosa (99.5%). El *azúcar refinado o extrablanco* es altamente puro, es decir, tiene entre un 99.8% y un 99.9% de sacarosa. En el proceso de refinamiento se desechan todos sus nutrientes complementarios, como minerales y vitaminas.

¡Es importante que recuerdes que todos aportan igual cantidad de calorías!

Adicción al azúcar: ¿cuento o realidad?

Seguramente habrás leído que el azúcar es casi tan adictivo como las drogas psicoactivas ilegales y que debes evitarlo a toda costa. Cada día es más frecuente escuchar la frase *adicción a los alimentos*. ¿Será esto cierto?

Según la Organización Mundial de la Salud, la adicción es una enfermedad física y emocional, que provoca dependencia o necesidad hacia una sustancia, actividad o relación, causada principalmente por la satisfacción que produce a la persona. Cuando ingerimos carbohidratos —principalmente los simples, que se absorben rápidamente—, nuestro cerebro libera sustancias como dopamina, triptófano y serotonina, lo cual genera una disminución de la ansiedad y un estado de bienestar. Este efecto es similar al que produce el consumo de algunas drogas. Los niveles de serotonina —la "hormona de la felicidad"— se encuentran elevados en el cerebro en horas de la mañana, pero al atardecer descienden, produciendo ansiedad y una disminución del estado de ánimo, además de un irresistible deseo de comer chocolates, dulces u otros carbohidratos. Al comerlos, regresa la tranquilidad, aumenta el placer y la felicidad, mejorando el estado de ánimo.

Comer azúcares mejora el estado de ánimo porque hace que el cuerpo segregue serotonina. Ésta es una de las razones por las que se nos antojan las cosas dulces cuando queremos celebrar, cuando llega la tarde o cuando ansiamos un premio o un consuelo.

¡Pero esta agradable sensación tiene consecuencias! Comer azúcar en exceso provoca un aumento de insulina, la hormona producida por el páncreas para regular los niveles de glucosa en la sangre. La insulina tiene como función permitir que la glucosa o el azúcar de la sangre entre a las células y disminuya en la sangre. Cuando aumenta bruscamente el nivel de azúcar en la sangre, la insulina se dispara, lo que conlleva a una hipoglicemia refleja. Esto hace que quieras nuevamente más azúcar para sentirte bien, lo que se convierte en un círculo vicioso.

Es importante tener en cuenta que nuestro cuerpo no distingue entre el azúcar natural de la fruta, de la miel, del pan o de la leche y el azúcar procesado de las golosinas y postres. Todos los azúcares, independientemente de donde vengan, son descompuestos en glucosa por el organismo y se procesan en el hígado. Los azúcares se convierten en glucógeno y se utilizan como reserva o como grasa para almacenar; o se mantienen como glucosa en la sangre para ser usada por las células. Por lo tanto, es la cantidad que se consume lo que marca la diferencia. Cuanta más azúcar comas en cada ingesta, más probable es que luego sientas que quieres más.

¿Cuánto es comer demasiado?

La cantidad total de azúcar recomendada por la Organización Mundial de la Salud es menos de 5 gramos (menos de una cucharadita) de azúcar en 100 g de alimento sólido o menos de 2.5 gramos (menos de media cucharadita) de azúcar en 100 mL de una bebida. El azúcar debe representar sólo el 10% del requerimiento calórico diario de cada persona. Hay aproximadamente 4.2 gramos de azúcar en una cucharadita y 3.87 calorías por gramo de azúcar. Es decir, que una cucharadita de azúcar contiene 16.2 calorías.

¡Ojo! A las preparaciones para los niños, y sobre todo para los menores de dos años, no se les debe añadir azúcar, porque sus alimentos ya la contienen. Además, no es conveniente acostumbrar su paladar al sabor dulce.

Edulcorantes no calóricos más comunes

Los edulcorantes se utilizan para reducir las calorías en los alimentos y las bebidas. Los sustitutos del azúcar pueden ser productos naturales, tales como la estevia o los alcoholes de azúcar, o pueden ser compuestos sintéticos producidos en un laboratorio, como la sacarina, la sucralosa o el aspartamo.

Existen seis edulcorantes artificiales no calóricos que han sido evaluados y aprobados para el consumo habitual: sacarina, acesulfamo K, aspartamo, neotame, sucralosa y ciclamato.

La *sacarina* es el edulcorante más antiguo de todos. Es 300 veces más dulce que el azúcar. Tiene un gusto amargo, sobre todo cuando se utiliza a concentraciones altas. No se usa para hornear porque es inestable a temperaturas altas.

El *acesulfamo K* (potasio) es 200 veces más dulce que el azúcar. No se metaboliza en el organismo y se excreta rápidamente, por lo que no tiende a acumularse. En altas concentraciones, el acesulfamo K tiene un sabor ligeramente amargo, como la sacarina.

El *aspartamo* es de 150 a 200 veces más dulce que el azúcar. Se deriva de dos aminoácidos: ácido aspártico y fenilalanina. Es estable cuando está seco o congelado, pero pierde su dulzura al calentarse y no es adecuado para hornear. Las personas que sufren de fenilcetonuria (PKU) no pueden metabolizar la fenilalanina y deben evitar el aspartamo.

El *neotame* es de 8,000 a 13,000 veces más dulce que el azú- car. Es químicamente similar al aspartamo, aunque más dulce y más estable. No se metaboliza rápidamente ni se elimina completamente, y no se acumula en el organismo. No es muy estable al calor por lo que no se usa para cocinar.

La *sucralosa* es 600 veces más dulce que el azúcar de mesa. Es estable en un amplio rango de temperaturas. Se puede utilizar en bebidas frías o calientes y también en productos horneados.

El *ciclamato* es de 30 a 50 veces más dulce que el azúcar. Es la sal de sodio o calcio del ácido ciclámico (ácido ciclohexi- lsulfámico). Se prohibió en los Estados Unidos en 1970 porque en grandes cantidades causa cáncer de vejiga en las ratas. Sin embargo, este edulcorante todavía está aprobado en más de 55 países.

Endulzantes o edulcorantes naturales

Los endulzantes naturales más utilizados son la estevia y los alcoholes de azúcar.

La *estevia* proviene de la parte más dulce de la planta estevia y es 300 veces más dulce que el azúcar. Se metaboliza y se se- creta en la orina. Sale del cuerpo y no se acumula. No eleva los niveles de azúcar en la sangre, por lo que aporta grandes bene- ficios a las personas que sufren de diabetes mellitus. Es estable a altas temperaturas, de forma que se utiliza frecuentemente en la cocina. Se combina con alcoholes de azúcar utilizados como agente de carga, como el eritritol.

Los *alcoholes de azúcar* son un tipo de endulzante natural con contenido calórico reducido. Esto significa que siguen conteniendo calorías pero en menor cantidad que el azúcar. Aportan alrededor de la mitad de las calorías que aportan el azúcar y otros carbohidratos. El único que no aporta calorías es el eritritol.

Los alcoholes del azúcar más comúnmente utilizados son: isomaltitol, sorbitol, lactitol, maltitol, manitol, xilitol y eritritol.

El *isomaltitol* aporta dos calorías por gramo. No produce caries dentales y no aumenta la glucosa en la sangre ni eleva los niveles de insulina, por lo cual es adecuado para los diabéticos. Es poco digerible y puede causar gases o distención.

El *sorbitol* se emplea en algunos chicles "sin azúcar". Pero, ¡ojo, sí aporta calorías: 2.6 calorías por gramo! No eleva los niveles de glicemia en la sangre ni la insulina (por tanto, apto para diabéticos).

El *lactitol* se encuentra en algunas bebidas endulzadas, alimentos con grasas (helados, galletas, chocolate) y en la repostería. Aporta dos calorías por gramo.

El maltitol aporta 2.1 calorías por gramo. No modifica los niveles de azúcar en la sangre ni eleva la insulina, por lo que es recomendable para diabéticos.

El *manitol* es un endulzante entre 50% y 70% tan dulce como el azúcar. Sí aporta calorías, pero menos que otros alcoholes de azúcar: 1.6 calorías por gramo. Puede tener un efecto laxante cuando se consume en grandes cantidades.

El *xilitol* aporta las mismas calorías que la sacarosa (azúcar de mesa) y por lo tanto no tiene uso como un sustituto de la sacarosa para los que desean reducir su peso. Aporta 2.4 calorías por gramo. No requiere de insulina para su metabolización, por lo que puede ser utilizado como un sustituto de la sacarosa en los alimentos para diabéticos.

El *eritritol* es entre 60% y 80% tan dulce como el azúcar de mesa pero aporta 0.2 calorías por gramo. Es el único alcohol de azúcar que ¡no tiene calorías! No eleva el azúcar en la sangre al consumirlo, por lo cual es adecuado para diabéticos. No causa caries dentales y no provoca efectos secundarios en el estómago, a diferencia de otros alcoholes de azúcar. Está aprobado por la FDA (Food and Drug Administration) y recomendado por la ADA (Asociación Americana de Diabetes). Es totalmente inocuo (no causa ningún daño a la salud).

Es importante aclarar que la mayoría de los endulzantes o edulcorantes no calóricos artificiales se mezclan con dextrosa y maltodextrina para aumentar el volumen del producto y permitir que se midan como el azúcar de mesa. La dextrosa y la maltodextrina son carbohidratos que sí proveen calorías. Si pesáramos la misma cantidad de algunos edulcorantes y el azúcar, las calorías que aportan son casi iguales (10 gramos de algunos edulcorantes como Sweet'N Low, Equal y Splenda, proporcionan de 33 a 36 kilocalorías, comparado con 39 kilocalorías del azúcar). Sin embargo, como los edulcorantes son mucho más dulces, se necesita una cantidad mucho menor que la que se necesitaría de azúcar para endulzar, lo que permite reducir las calorías en aproximadamente un 80%. Por ejemplo, un paquete que contiene 1 g de endulzante (3 kcal aproximadamente) tiene la dulzura equivalente a una cucharadita de azúcar (4.2 gramos y 16.3 kilocalorías). Los fabricantes empacan estos edulcorantes en paquetes pequeños con menos de cinco calorías por porción, para que de esta manera los productos puedan anunciarse como productos "sin calorías". Así que, igualmente, no debes abusar de ellos.

Sobre los lácteos

Nadie duda de que la leche es una excelente fuente de calcio y otros nutrientes, por lo que ha sido considerada un alimento esencial y un símbolo de salud hasta hace 20 años, aunque ahora ha perdido una buena parte de su imagen. Se ha criticado su consumo por su alto contenido de grasas saturadas y lactosa (azúcar). Se ha dicho que no es natural que los adultos la ingieran, que es indigesta para ellos porque no pueden digerir la lactosa de la leche como los bebés. Para digerir la lactosa se necesita una enzima llamada lactasa, que las crías de los mamíferos tienen durante la lactancia, pero la pierden al crecer. La intolerancia a la lactosa hace que al tomar un vaso de leche sientas pesadez, flatulencia o diarrea. Recientemente su consumo se ha relacionado con algunas situaciones que parecen ser perjudiciales para la salud, como el aumento de colesterol en la sangre o las alergias.

Sin embargo, es necesario recordar que el 90% de nuestro colesterol se produce en nuestro organismo y es difícil controlarlo con la dieta. Por otra parte, los casos de alergias a la leche o sus derivados son excepcionales, y la decisión de eliminarla por completo de la alimentación debe ajustarse a cada caso en particular.

Por el contrario, otros estudios han demostrado los beneficios del consumo de lácteos, como su posible efecto de disminuir la presión arterial y el control de peso a largo plazo, relacionado con el calcio contenido en estos alimentos. Está probado que el calcio participa junto a otras enzimas que regulan la lipólisis (destrucción de la grasa para ser utilizada como energía), y por lo tanto hay una disminución del contenido de grasa en los adipocitos o células de reserva de grasa. Además favorece la apoptosis o muerte celular de los adipocitos, lo cual disminuye la posibilidad de que la grasa se almacene. Todo esto gracias al calcio.

Pero los que están a favor de no consumir lácteos, promueven otras fuentes de calcio de origen vegetal, tales como las verduras bajas en oxalato (acelga china, brócoli, col china, berzas, col rizada, kimbombó, hojas verdes de nabo) que proporcionan calcio con una alta biodisponibilidad (entre 49% y 61%), en comparación con la leche de vaca (biodisponibilidad entre 31% y 32%). Los higos y los alimentos derivados de la soja como la semilla de soja cocida, aperitivos de soja y el tempeh son una fuente adicional de calcio.

Las siguientes son algunas de las opciones saludables de los lácteos:

- leche sin grasa o grasa cero

- leche descremada y deslactosada

- leche al 1% baja en grasa

- leche descremada líquida sin grasa o en polvo seco

- leche descremada evaporada

- yogur sin grasa o bajo en grasa

- bebidas a base de leche descremada al 1%

- quesos bajos en grasa (requesón bajo en grasa, queso *cottage* bajo en grasa, quesos naturales o quesos elaborados a base de leche descremada o baja en grasa con no más de 3 gramos de grasa por onza y no más de 2 gramos de grasas saturadas por onza)

- helado sin grasa o bajo en grasa (no más de 3 gramos de grasa por cada 1/2 taza)

Hasta la fecha no existe suficiente evidencia científica que sustente la idea de eliminar este grupo de alimentos de nuestra dieta. Al igual que con otros alimentos, la clave está en la moderación.

Las siguientes recomendaciones pueden servirte de guía para el consumo de lácteos:

• Si no eres intolerante a la lactosa y tienes un peso saludable, puedes consumir lácteos, siempre en sus versiones descremadas para evitar las calorías provenientes de las grasas saturadas.

• Si quieres bajar de peso, puedes consumirlos con moderación. Una taza de leche entera tiene 146 calorías, en tanto que la leche descremada aporta 90 calorías aproximadamente. Las leches vegetales (almendra, por ejemplo) en cambio aportan 30 a 40 calorías por taza.

• La leche descremada tiene menos calorías porque se elimina la grasa (7 g de grasa en la leche entera, y 0.2 en la descremada). Ambas tienen aproximadamente 8 g de proteínas y 12 g de azúcar o lactosa.

• No estamos a favor de eliminarlos del todo (a menos que seas intolerante a la lactosa) pero tampoco recomendamos abusar de ellos.

• El mejor lácteo es el yogur descremado sin azúcar añadida, y el que menos recomendamos es el queso, por ser un alimento alto en sal, grasas saturadas y lactosa (azúcar). Sin embargo, si te gusta comer queso, procura seleccionar preferiblemente ricota, queso blanco fresco, siempre optando por las versiones bajas en sal o grasas.

• Un consumo de lácteos dos a tres veces por semana en el desayuno puede ser suficiente para lograr una alimentación saludable, si te aseguras de consumir proteínas y otros alimentos ricos en calcio (legumbres, frutos secos, naranjas, algunas verduras como el brócoli o la espinaca, por ejemplo).

- Si decides o debes eliminarlos de la dieta, procura obtener el calcio de las fuentes vegetales mencionadas en este libro.

Sobre las bebidas alcohólicas

El alcohol se obtiene por medio de la fermentación o la destilación de cereales, frutas o vegetales. Durante este proceso se modifica el azúcar de los alimentos y se transforma en alcohol. Si, leíste bien, ¡el azúcar! Por este motivo, su consumo habitual causa aumento de peso.

Se ha relacionado el consumo diario de una cantidad moderada de alcohol como el vino blanco y tinto, la cerveza y los licores destilados con un menor riesgo de padecer enfermedades del corazón por un aumento de los niveles de colesterol HDL, o colesterol "bueno", y la disminución de la probabilidad de formación de coágulos. Parece reducir la inflamación y aumentar la disponibilidad de sustancias antioxidantes. Sin embargo, algo más que un consumo moderado puede ocasionar un efecto contrario: conducir a hepatitis alcohólica, cirrosis hepática, cáncer de hígado y muerte. Ingerir este tipo de bebidas es una decisión personal, y bajo ningún concepto se considera una forma preventiva de enfermedad alguna.

Por otra parte, para quienes han decidido bajar o mantener su peso corporal, no resulta beneficioso el consumo de alcohol fuera de la cantidad recomendada. Un gramo de alcohol contiene 7 kilocalorías, pero además ciertas bebidas alcohólicas o cocteles contienen muchos azúcares, que aportan 4 kilocalorías adicionales por gramo.

El principal problema de las calorías provenientes del alcohol es que no aportan nutrientes: son lo que llamamos calorías vacías.

Entonces, ¿cuánto alcohol puedes tomar? Lo primero que debes considerar es que, si decides ingerir bebidas alcohólicas, lo hagas de manera responsable, sin llegar a intoxicarte o embriagarte. La Organización Mundial de la Salud considera pertinente el consumo moderado de alcohol: de 20 a 40 gramos diarios de alcohol en mujeres (una bebida) y de 40 a 60 gramos diarios en varones (dos bebidas).

Un trago es equivalente a:

- 12 onzas (354 mililitros) de cerveza

- 8.5 onzas (251 mililitros) de licor destilado de malta

- 5 onzas (147 mililitros) de vino

- 1.5 onzas (44 mililitros) de licor fuerte (whisky, tequila, vodka, etc.)

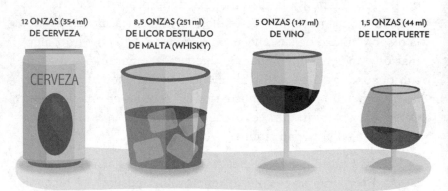

12 ONZAS (354 ml) DE CERVEZA — 8,5 ONZAS (251 ml) DE LICOR DESTILADO DE MALTA (WHISKY) — 5 ONZAS (147 ml) DE VINO — 1,5 ONZAS (44 ml) DE LICOR FUERTE

Además de cuidar la cantidad que consumes, es muy importante que, si estás en un plan nutricional para bajar o mantener tu peso, escojas bebidas alcohólicas con menor aporte calórico y las consumas con moderación. Evita acompañarlas con refrescos, jarabe de goma o cualquier otro azúcar, y sobre todo evita los cocteles. La mezcla de varios licores, frutas, sal o azúcares es una bomba de calorías que sabotearían todo tu esfuerzo.

BEBIDA	PORCIONES (en onzas)	CALORÍAS (promedio)
CERVEZA		
Regular	12	153
Light	12	103
DESTILADOS ESPIRITUOSOS		
Ginebra, Ron, Vodka, Whisky, Tequila	1.5	97
Brandy, Cognac	1.5	98
Licores	1.5	165
VINO		
Tinto	5	125
Blanco	5	121
Dulce	3.5	165
Jerez	2	75
Oporto	2	90
Champagne	4	84
Vermouth dulce	3	140
Vermouth seco	3	105
COCTELES		
Martini (tradicional)	2.25	124
Martini (extra seco)	2.25	139
Cosmopolitan	2.75	146
Mojito	6	143
Margarita	4	168
Piña colada	9	490
Manhattan	3.5	164
Daiquirí	2	112
Whisky sour	3.5	160

La tabla con las calorías está disponible en:
National Institute on Alcohol Abuse and Alcoholism.

Consumir o no consumir alcohol es una decisión personal. Sin embargo, recuerda que somos lo que comemos, y hacemos de nuestro cuerpo nuestro propio templo. Excedernos intoxicándolo con bebidas alcohólicas, drogas, tabaco o cualquier otro estimulante socialmente aceptado es un atentado contra su equilibrio y armonía natural.

Recuerda, lee antes de comprar. No te dejes engañar por etiquetas vistosas y promesas bonitas. Consume alimentos lo más naturales posibles, con la menor cantidad de químicos o procesamiento industrial. Evita el azúcar en lo posible, consume con mucha moderación el alcohol y abstente de usar químicos que puedan afectar tu salud. Pero sobre todas las cosas, ten moderación en el consumo: recuerda que muchas de esas tablas hacen mención a porciones pequeñas. Conocer lo que comes es un gran paso en la adquisición de buenos hábitos alimenticios. Y esto del buen comer, es casi el 80% del éxito a la hora de adelgazar o modificar un cuerpo.

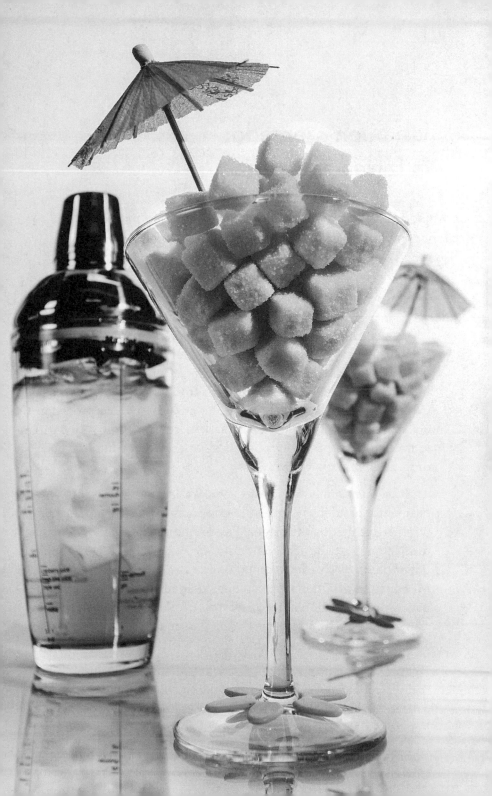

CAPITULO 9

Un buen mercado: la farmacia natural

Cuando la alimentación es mala, la medicina no funciona;
cuando la alimentación es buena, la medicina no es necesaria.
PROVERBIO AYURVEDA

Tienes muchísimo cuidado con el combustible y el tipo de aceite que usas en tu vehículo. A tu computadora le pones mil filtros y defensas para no introducirle un virus o un programa informático defectuoso. Pero a tu cuerpo le das cualquier cosa: frituras industriales, enlatados, alimentos de dudosa procedencia; en fin, cualquier cosa. Si trataras tu cuerpo como a tu carro, la mitad de tus problemas de salud y peso nunca hubiera sucedido. Es hora de hacer cambios.

Si lo que comes hoy no te acerca a la meta que aspiras lograr, entonces debes cambiar lo que comes y cuánto comes para obtener resultados diferentes. Puede que seas delgado y comas todo lo que se te antoje, como frituras y azúcar, pero el hecho de gozar de un peso adecuado no quiere decir que seas saludable. Mi consulta está llena de personas delgadas altamente preocupadas por sus valores de colesterol, triglicéridos, presión arterial, ácido úrico, entre otras cosas. Personas que llegan porque "quieren aprender a comer bien".

Muchos creen que para adelgazar deben comer simple, aburrido y rutinario. Piensan en la palabra "dieta" y les viene a la cabeza la imagen desoladora de una pálida porción de pollo a la plancha acompañado con hojas de lechuga. Debes comprender que la clave para lograr y mantener un peso saludable, es cambiar tus hábitos de alimentación, entendiendo que se puede comer rico y saludable a la vez. Y todo empieza en el momento que escoges los alimentos.

En el supermercado

Entrar al supermercado es como llegar a un divertido parque de diversiones, donde todas las marcas compiten por captar tu atención ofreciendo glorias al paladar al menor costo posible y con la presentación más atractiva. Sabemos que la industria alimentaria es una de las más poderosas a nivel mundial, que las técnicas de mercadeo y estrategias de venta funcionan para que los consumidores llenen sus carritos de los productos más vistosos, que muchas veces no necesitan.

En este gran bazar multicolor hay muchos productos que dicen ser "buenos" pero en realidad son un engaño, una media mentira o media verdad puesta en la etiqueta para inducir la compra sin muchas contemplaciones éticas o científicas. Tenemos que aprender a seleccionar y no caer en tentaciones. Como ya aprendiste a leer bien las etiquetas nutricionales, podrás seleccionar las mejores opciones para lograr tus objetivos.

Consejos para hacer una buena compra

- Comienza por organizar la estructura familiar, es decir, para cuántas personas se debe comprar y qué es lo que se va a cocinar.

- Prepara una lista para suplir de forma efectiva lo que hace falta en tu despensa y así no incluir cosas de más ni abultar el costo final.

- Elige siempre los alimentos frescos o integrales antes que los procesados.

- Nunca vayas al supermercado con hambre porque seguro llevarás productos de más.

- No compres dulces, galletas o golosinas, ni siquiera para una eventual visita. Si sabes que están ahí, te sentirás tentado a comerlas.

- Categoriza o separa la compra por rubros, de acuerdo al lugar donde sea más conveniente para ti comprarlo. Puedes comprar directamente las frutas, verduras y pescados en mercados locales, una alternativa con la que puedes obtener alimentos de calidad directamente de sus productores.

¿QUÉ COMPRAR?

frutas, verduras y tubérculos	☑	cereales integrales legumbres, germinados y frutos secos ☑
pescados frescos y fileteados al instante	☑	carnes magras ☑
productos lácteos descremados y sus derivados	☑	hierbas y especias ☑

TOMA NOTA

LISTA DE MERCADO SALUDABLE

A. Frutas, verduras y tubérculos

Acelgas
Aguacate
Ajo
Ajo porro o
puerro
albahaca fresca
alcachofas
apio
auyama o
calabaza
berenjena
berro
brócoli
brotes de soya,
alfalfa, lentejas
calabacín
cambur o
banana
cebolla blanca
o de cabeza
cebolla morada
o roja
cebollín
cédano, apio
espadaña
cerezas
cilantro

ciruelas
coles de Bruselas
coliflor
coco
champiñones
chayota
duraznos
endivias
escarolas
espárragos
espinacas
espinacas
italianas
fresas
granadas
guanábana
guayabas
hinojos
jojotos
kale
kiwis
lechosa o
papaya
lechuga criolla o
repollada
lechuga romana
limas

limones
malojillo o
lemongrass
mandarinas
mangos
manzanas
melocotones
melones
moras
nabos chinos
naranjas
ñame
ocumo
papa o patatas
parchitas o fruta
de la pasión
patilla o sandía
pepino
pera
perejil
pimentón,
morrón o chile
pirniento rocoto
piña o ananás
plátano
pomarrosa

hongos
portobello
rábano
radicchio
remolacha o
betarraga
repollo
repollo morado
rúcula
tamarindos
tomates *cherry*
tomates
manzano
tomates perita
o jitomates
topochos
toronjas
uvas
vainitas
yuca
zanahorias
zapote

LISTA DE MERCADO SALUDABLE

B. Cereales, legumbres y frutos secos

almendras
amaranto
arroz integral
arvejas (ama-
rillas, verdes,
marrones)
avellanas
avena

caraotas
(blancas,
rosadas, rojas,
negras, etc.)
cebada
cuscús
frijoles bayos
frijoles chinos
frijoles pico
negro

garbanzos
harina de maíz
integral
lentejas
(naranjas,
amarillas, verdes,
marrones)
linaza
maní
nueces

pacanas
palomitas
de maíz
pastas
integrales
pistacho
quinua
soya
trigo integral
trigo sarraceno

LISTA DE MERCADO SALUDABLE

C. Carnes, pescados y otros productos de origen animal

aves (pollo, pavo, gallina, pato, avestruz)

carnes (res, búfalo, cerdo, cordero, oveja)

mariscos y moluscos (langostinos, camarones, mejillo-

nes, vieiras, almejas, langosta, bogavante, calamares, pulpo)

pechuga de pavo o pollo bajas en grasas y reducidas en sodio

pescado (salmón, sardina, dorado, caballa, merluza, corvina, lisa, robalo, atún, trucha, jurel, bonito, pargo, bagre, mondeque, lebranche, palometa, rape, boquerones,

anchoas, congrio, abadejo, tilapia)

huevos

LISTA DE MERCADO SALUDABLE

D. Productos lácteos descremados y sus derivados

leche descremada o descremada y deslactosada

quesos blancos frescos (requesón

bajo en grasa, queso *cottage* bajo en grasa, quesos naturales o quesos elaborados a base de leche descremada o baja

en grasa con no más de 3 g de grasa por onza y no más de 2 g de grasas saturadas por onza)

yogur descremado o griego descremado sin azúcar añadido

LISTA DE MERCADO SALUDABLE

E. Hierbas y especias

alagueta
albahaca
anís estrellado
apio
azafrán
canela
cardamomo
chiles
clavos
cúrcuma
eneldo
garam masala
(indio)

jengibre
lavanda
malojillo o
lemongrass
manzanilla
mejorana
orégano
páprika
páprika
ahumada
páprika dulce
peperoncino
perejil

pimientas
(roja, negra,
blanca y verde)
pimienta
de cayena
onoto
semillas
de ajonjolí
semillas
de cilantro
semillas
de hinojo

semillas
de mostaza
sal baja
en sodio
salvia
tomillo
romero
vainilla
wasabi
(japonés)
za'atar u orégano
(árabe)

LISTA DE MERCADO SALUDABLE
E. Hierbas y especias

aceite vegetal en aerosol	mostaza tradicional, mostaza Dijon, mostaza antigua	gelatina ligera gelatina sin sabor	salsa de ostras reducida en sodio
aceite de oliva			
aceitunas		salsa de soya light	tés naturales
cacao en polvo	endulzante natural a base de estevia sin calorías		vinagre de arroz
café		salsa de tomate reducida en azúcar	vinagre balsámico
flores de Jamaica			vinagre de vino

Ya tienes tu lista de mercado para una dieta saludable. La próxima vez que vayas al supermercado podrás adquirir los alimentos de forma consciente, entendiendo la gran importancia de ¡comer bien, para vivir mejor!

Escoge con amor cada uno de los productos que compres. Revisa que estén en buen estado y nunca renuncies a la calidad por el precio. El costo de enfermarte es muy superior al de una oferta dudosa por algún alimento que esté en descuento (quizás por estar pasado o cerca de su fecha de vencimiento). Respetar tu cuerpo, estar consciente de sus necesidades y su equilibrio natural es un acto de amor a ti mismo. Y el amor es el principal ingrediente a la hora de cocinar.

Ahora que te has convertido en un experto en compras saludables, ya nada podrá alejarte del camino.

CAPITULO 10

Cada comida cuenta

Casi todo lo que realice será insignificante.
Pero es muy importante que lo haga.
MAHATMA GHANDI

Comer bien es el primer paso para adelgazar y mejorar tu cuerpo. La buena selección de los alimentos y su consumo a tiempo son claves para alcanzar el éxito en tus metas hacia una vida saludable. En este capítulo hablaremos de la importancia de hacer cinco comidas al día y de los beneficios de cada una de esas comidas. Sí, leíste bien, y no, no me estoy equivocando. Si quieres adelgazar, obtener músculos y tener un cuerpo fuerte y atractivo, debes comer cinco veces al día en este orden: desayuno, merienda matutina, almuerzo, merienda vespertina y cena. ¿Ves que sí es posible adelgazar, tener un peso saludable y vivir una vida normal con buena mesa y sin sufrimiento?

DESAYUNO

Seguramente has oído decir que el desayuno es la comida más importante del día, y eso es totalmente cierto. Esta comida es la base de una alimentación saludable. Tienes que desayunar cada día antes de salir de tu casa, y esto ¡no es negociable! Si te mantienes en ayuno en la mañana, seguramente te sentirás decaído, con energía baja, falto de concentración, con mala memoria y mal humor, debido al déficit de glucosa, nuestro principal combustible energético.

La glucosa es la fuente de energía ideal para el funcionamiento de todas las células de tu cuerpo, pero además es indispensable para el funcionamiento de las neuronas del cerebro y los glóbulos rojos. Recordemos que a primera hora de la mañana el organismo lleva entre ocho y diez horas sin recibir alimento. La falta de glucosa empuja a nuestro cuerpo a quemar otras reservas energéticas (como las proteínas musculares, por ejemplo), lo que causa múltiples alteraciones en el normal funcionamiento orgánico.

Si no desayunas, además tendrás sensación de hambre durante el resto del día y probablemente comerás el doble. ¡Y eso te llevará a subir de peso!

Un desayuno balanceado

El desayuno debe representar entre el 20% y el 25% de las calorías que ingieres durante el día, y es importante que esté bien balanceado para recibir los nutrientes esenciales. Un desayuno energético debe incluir: cereales, frutas enteras, proteínas completas, productos lácteos descremados, agua y café o té natural.

Los *cereales* (avena, trigo, maíz o arroz), de preferencia integrales, aportan fibra, vitaminas y minerales.

Las *frutas* enteras le aportan al cuerpo energía, agua, vitaminas, minerales, además de fibra. La fruta entera aporta más fibra que la fruta licuada. Evita el consumo de jugos o zumos aislados porque aportan mucha azúcar y poca fibra. Si vas a consumirlos, prepáralos en batidos proteicos o *smoothies* para enlentecer su absorción.

Las *proteínas* completas aportan aminoácidos de alta calidad, tienen efecto térmico (elevan la temperatura del cuerpo y consumen energía mientras se digieren) y te mantienen satisfecho por más horas. Comer proteínas hace que el cuerpo gaste mucha más energía para digerirlas, comparado con los carbohidratos y las grasas. Además, consumir proteínas en el desayuno tiene efectos en la regulación del apetito. Las proteínas ideales para desayunar son los huevos, pollo, pavo, cerdo magro, atún, carne de res y proteína de suero de leche (*wheyprotein*).

Si te apetecen los *productos lácteos* descremados y no eres intolerante a la lactosa, puedes consumirlos con moderación. Es preferible elegir un poco de queso fresco (del tamaño de dos dedos extendidos como máximo), yogur griego o leche descremados (no más de una taza), ya que aportan proteínas, calcio y vitaminas.

¡No olvides tomar *agua*! El agua aumenta la sensación de saciedad y te ayuda a no comer tanto. Esto ocurre debido a que el volumen de los alimentos (sobre todo los que contienen fibra) aumenta con el agua y de este modo se consigue llenar el estómago comiendo una menor cantidad.

Puedes incorporar además una taza pequeña de alguna bebida estimulante, como *café* o *té natural*, si tu salud te lo permite, para mantenerte activo durante la mañana. Estas bebidas actúan sobre el sistema nervioso central mejorando la atención, el estado de alerta, la concentración e incluso la memoria a corto plazo. A su vez, alivian el cansancio y el sueño.

- **Cereales integrales:** aportan energía, vitaminas, minerales y fibra.

- **Frutas:** aportan energía, agua, vitaminas, minerales y fibra.

- **Proteínas:** proporcionan aminoácidos, con función de construcción de tejidos, células y cantidades variables de grasa con función energética.

- **Lácteos descremados:** contienen proteínas de calidad, calcio, vitaminas A y D y vitaminas del grupo B (principalmente riboflavina o B2).

¿Por qué es necesario un buen desayuno? En primer lugar, porque mantiene un estado nutricional correcto. El desayuno contribuye significativamente al consumo diario de nutrientes, vitaminas y minerales que tu cuerpo necesita. También mejora el rendimiento intelectual y físico, ya que el cerebro es un ávido consumidor de glucosa. Tan ávido que consume cerca del 25% de la glucosa de todo el organismo, aunque en un adulto el cerebro represente el 2% del peso total del cuerpo. Cuando no se desayuna, el cerebro se ve privado del combustible que necesita para funcionar a pleno rendimiento en la mañana. Asimismo el desayuno favorece la sensación de saciedad el resto del día, algo muy importante para controlar el peso. Al consumir un desayuno alto en fibra y con suficientes proteínas, te sientes menos hambriento durante el resto del día. En cambio, si no desayunas, sueles comer después alimentos ricos en grasas y picoteas más a lo largo del día. Parece una paradoja, pero así funciona el cuerpo: si no desayunas, aumentas de peso. Si desayunas tiendes a perder o a mantener el peso. El desayuno también reduce el estreñimiento y disminuye los niveles de colesterol. Eso se debe al contenido de fibra de los cereales integrales y las frutas. Por último, el desayuno disminuye el riesgo de desarrollar diabetes tipo 2 porque te ayuda a estabilizar el nivel de azúcar en la sangre durante el día y te hace comer menos carbohidratos en la tarde, evitando el impacto negativo en los niveles de azúcar y de insulina.

Por lo tanto, si quieres una inyección de energía por la mañana que dure todo el día, no olvides desayunar. Y, sobre todo, no dejes de servírselo a tus hijos para que tengan un rendimiento escolar adecuado.

ALMUERZO

Los alimentos ingeridos en el almuerzo tienen como rol fundamental mantener la energía en alza y disminuir el hambre. El almuerzo debe representar entre el 25% y el 30% de las calorías que consumes durante el día y es importante que esté balanceado para que recibas los nutrientes esenciales. En cuanto al requerimiento calórico, se deben incluir en el plato de 12% a 20% de proteínas, 50% a 60% de carbohidratos y 25% a 30 % de grasas, aproximadamente. Estos porcentajes pueden variar un poco. Si tu actividad física es intensa, puede que requieras incrementar el aporte de proteínas. Las personas con algún problema renal, en cambio, deben reducírselo. Por eso es indispensable consultar con tu nutricionista y adecuar tu alimentación a tus requerimientos.

Un almuerzo balanceado

Un almuerzo balanceado debe incluir *proteínas*, vegetales, carbohidratos almidonados, grasa, fruta, y agua.

Los alimentos que son fuente de proteínas se deben consumir asados a la plancha, a la parrilla o al horno. Lo recomendable es ingerir una porción del tamaño de la palma de la mano estirada, sin incluir los dedos. Puedes escoger entre pescados o mariscos, pollo o pavo, carne de res, cerdo o cordero y otros tipos de carne o proteína vegetal.

Puedes incluir todos los *vegetales* que te gusten: lechuga, rúcula, berros, radicchio, repollo, alfalfa, tomate, rábano, zanahoria, champiñones, alcachofa, pepino, apio, coliflor, brócoli, col de Bruselas, acelga, espinacas, vainitas, espárragos, berenjena, calabacín, ajoporro, pimentón, ají dulce, chayota, palmitos, hinojo, perejil, cilantro.

Los *carbohidratos almidonados* que puedes elegir son: arroz integral, quinua, leguminosas, cuscús, pasta integral, auyama cocida, batata o papas horneadas con su cáscara, maíz desgranado, plátano verde.

Entre los alimentos que son fuente de *grasas* podemos mencionar: aceite de oliva o canola, mantequilla de frutos secos, aguacate, aceitunas enteras.

Puedes elegir entre las siguientes *frutas*: naranja, mandarina, toronja, piña, melón, durazno, manzana, pera, banana, fresas y otros frutos del bosque, kiwi, lechosa o papaya y cualquier fruta de bajo o medio índice glicémico.

Al igual que con el desayuno, se recomienda acompañar los almuerzos con *agua,* lo que te permitirá apreciar mejor el sabor de los alimentos y te mantendrá hidratado.

CENA

Cuando queremos cuidar el peso, sabemos que es importante tener una alimentación balanceada acompañada de actividad física regular. Pero qué comer en la cena sigue siendo una inquietud de muchos. Por mucho tiempo se ha mitificado el hecho de que comer por las noches hace aumentar de peso. Incluso había viejas estrategias para adelgazar que sugerían saltarse la cena, lo cual es un grave error ampliamente demostrado en la actualidad.

Engordar no tiene una sola causa, tiene muchas, y la cena no es la culpable de las libras de más que has acumulado. Lo que te hace engordar es que el total de calorías consumidas en el día sea superior al total de calorías gastadas. Si consumes alimentos altos en calorías durante la noche y te acuestas a dormir, es muy poco probable que puedas gastar esas calorías mediante la actividad física rutinaria o el ejercicio. Y todo exceso de calorías se acumula como grasa, que no es más que energía de reserva que no pudo ser utilizada por el organismo.

Todas las comidas del día son importantes. El desayuno nos ayuda a tener toda la energía que necesitamos para nuestras actividades, el almuerzo nos mantiene activos y la cena es ideal para reponer algunos de los nutrientes que has gastado durante tu jornada y preparar tu cuerpo para recibir un nuevo día. Después de la cena nuestro cuerpo apenas necesita energía, así que comer ligero es vital para guardar la línea. Una cena ligera no debe aportar más del 25% de la energía que necesitamos al día.

Ahora bien, es falso que tengamos que eliminar los carbohidratos en la cena, pero debemos aprender a elegir los adecuados. Es posible que excederte en el consumo de los carbohidratos menos saludables (como la harina blanca o procesada, el arroz blanco y el azúcar de mesa), especialmente en la noche, si no realizas ningún tipo de actividad física, pueda contribuir a la acumulación de grasa y al aumento de peso. Por esta razón, se sugiere ajustar su consumo si quieres adelgazar. La adaptación dependerá de tu estado de salud, actividad física diaria, metabolismo basal, composición corporal, hábitos, costumbres y muchas otras más.

Es importante darle prioridad a los carbohidratos complejos altos en fibra procedentes de vegetales y verduras, en vez de la pasta, el pan blanco y el arroz. Y en la medida de lo posible, hay que evitar los alimentos con exceso de azúcar (dulces y golosinas).

Una cena ligera

Una cena ligera debe incluir verduras abundantes, ensaladas (controlando el aceite) y sopas de vegetales, además de proteínas bajas en grasa como el pescado blanco, pollo, pavo, jamón o pechuga de pavo, tortilla de huevos con vegetales. Si se te antoja, puedes agregar algo de tortilla de trigo integral, pan integral o casabe en poca cantidad. Y debes evitar los carbohidratos refinados (pizza, pan blanco, cereales, dulces o golosinas).

Es importante cuidar la digestión antes de dormir. El tipo de alimentos que se toman en la cena, la cantidad y la forma de prepararlos influyen en la digestión y en el sueño. Cocina sin mucha grasa (vapor, hervido, plancha, horno, etc.), evita las frituras y no abuses de la sal ni de los condimentos fuertes y picantes. Lo adecuado es cenar al menos dos horas antes de acostarse, para que la digestión no interfiera con el sueño. Recomiendo tomar una infusión relajante justo antes de dormir.

Errores comunes en la cena para adelgazar

Las siguientes acciones son los errores más comunes que se cometen en la cena.

Planear la cena como si fuera la comida principal del día. Desde el punto de vista nutricional, la cena debe ser ligera, bien proporcionada y debería mantenerse por debajo de las 500 calorías.

Poner fuentes en la mesa. Esto te hará comer más. Si el objetivo es bajar de peso, es mejor que los platos salgan de la cocina con las raciones servidas.

Comer frente al televisor o a la computadora. Comer distraído es un hábito que debe evitarse porque no te das cuenta de lo que te llevas a la boca. Cenar debe ser un acto consciente y separado de otras actividades.

Tener el salero en la mesa. La sal al alcance de la mano nos induce a consumir demasiado sodio. La recomendación de la Asociación Americana del Corazón es de 2.5 a 5 mg de sal al día, que equivale de media a una cucharadita.

Cenar fuera de casa es casi siempre cenar demasiado. Recomiendo no salir a cenar más de una vez a la semana, ya que la comida de los restaurantes suele ser hipercalórica, con más grasas y azúcar que la casera. Son muy pocos los restaurantes que sirven porciones "decentes", porque a los clientes les encanta sentir que reciben más a cambio de su dinero. ¡Además, casi siempre pedimos un postre!

MERIENDA

¿Dejaste de merendar por miedo a las libras de más? Déjame decirte, que probablemente no estés en lo correcto. Si deseas bajar o mantenerte en un peso adecuado, no merendar puede sabotear tu esfuerzo. Si meriendas, te mantendrás física y mentalmente activo durante el día y tendrás un mejor control del apetito, lo que evitará que llegues a la cena con mucha hambre y te alejará de los peligrosos atracones nocturnos de comida. Debes merendar a media mañana y a la mitad de la tarde. Así controlarás tu energía, tu ánimo y llegarás más satisfecho a la cena, una comida que por ser ingerida en tu horario nocturno y más sedentario es la que debe ser más controlada.

Las meriendas deben representar de 5% a 10% de las calorías totales consumidas durante el día. Pero lo más importante es aprender a "merendar con inteligencia". ¡Recuerda que todo lo que llevas a tu boca suma calorías!

Seis razones para merendar

1. Contribuye al aporte de calorías que tu cuerpo necesita.

2. Aporta la energía necesaria para rendir física e intelectualmente.

3. Mantiene tus niveles de glucosa estables en la sangre a lo largo del día.

4. Controla el apetito y los ataques de ansiedad por la comida.

5. Ayuda a evitar los atracones nocturnos y a picar entre comidas (altas en calorías).

Opciones de meriendas saludables

A continuación te sugiero algunas opciones de meriendas simples que puedes tener a la mano.

Infusiones. Prepáralas de té verde para estimular o manzanilla para relajar. Otras que me encantan son las de agua de Jamaica, canela y clavos de olor con limón y endulzante natural de estevia sin calorías.

Gelatina ligera. Este tipo de gelatina constituye una fuente importante de colágeno (proteína) y resulta ideal para bajar de peso de una manera saludable, ya que es muy baja en calorías.

Fruta fresca: Llevar una pieza de fruta fresca al trabajo puede evitar un "ataque de dulce" incontrolado, por eso constituyen una excelente opción para calmar el hambre. Procura no comer frutas de índice glicémico medio o alto (patilla, dátiles, guanábana, uvas, níspero, zapote, mango, banana, piña, higos, lechosa o papaya, ciruelas pasas, melón) para las últimas horas del día, ya que se convierten rápidamente en azúcar. Elige las de bajo y medio índice glicémico como manzana, pera, durazno, ciruelas, kiwi, naranja, toronja, mandarina, cereza, fresas, mora, entre otras.

Frutos secos. La opción perfecta para quienes tienen mucho desgaste mental, sufren estrés o después del trabajo se van al gimnasio son los frutos secos. Eso sí, tomando un puñadito pequeño ya que son muy altos en calorías. Los tres mejores frutos secos son: almendras (15 unidades aportan 106 calorías), maní (30 unidades aportan 120 calorías) y pistacho (30 unidades tienen 100 calorías).

Una merengada proteica preparada en agua (*wheyprotein* o proteína lactosérica) o una barra de proteínas baja en carbohidratos, que no sobrepase las 200 calorías.

Chocolate oscuro sin azúcar. Cuando el cuerpo te pide algo dulce puedes comer un poco de chocolate sin azúcar. El chocolate es un alimento cargado de antioxidantes y bajo en calorías si se consume de forma moderada. Sugerencia: 4 cuadritos de 2 onzas de chocolate negro (del 70% u 80%) sin azúcar.

Palomitas de maíz. Las palomitas de maíz se deben preparar en casa sin aceite o con una cucharadita de aceite vegetal y poca sal baja en sodio. Sólo debes consumir tres tazas para merendar.

Compota natural de frutas. Este tipo de compota es ¡ideal para niños! Cocinas la fruta en una olla pequeña con agua y la licúas. No necesitas agregarle endulzante.

Recomendaciones para mejorar tus hábitos alimenticios

• Procura mantener un horario para comer. Saltar las comidas o esperar demasiado entre ellas hace más probable que te excedas en la siguiente.

• Come despacio, masticando bien los alimentos, porque tu cerebro recibe la señal de que el estómago está lleno a los 15 minutos de iniciar la comida.

• Antes de cada comida toma un vaso entero de agua, así comenzarás a llenar el estómago sin aportarle calorías a tu cuerpo.

• Agrega más ensaladas y caldos, especialmente al comienzo de la comida. Esto te ayuda a sentirte más satisfecho al tiempo que controlas las calorías que comes.

• Cuida el tamaño de las porciones: recuerda que la energía que no necesitas se acumula como grasa.

• Intenta usar platos más pequeños. Esto hará que las comidas parezcan más abundantes.

• Si quedas con hambre, sirve un poco más de vegetales en lugar de postre u otras preparaciones con salsas espesas.

• Para de comer cuando ya no tengas hambre. Comer todo lo que está en tu plato no es una obligación.

• Ten cuidado con los aderezos a base de aceites, mayonesa, crema de leche y los otros condimentos altos en grasa y sal que le añades a las ensaladas. Pueden sumar muchas calorías innecesarias.

• Cuando cocines en casa cantidades grandes, congela lo que no te comerás enseguida. De esta manera, no tendrás la tentación de terminarte toda la comida y tampoco tendrás que desecharla.

• Escoge un solo carbohidrato por comida para no modificar el índice glicémico de cada uno.

• Evita bebidas azucaradas tamaño extragrande. Mejor, toma agua con una rodaja de limón. Si quieres tomar soda, elige una que no tenga calorías.

• Escoge las versiones bajas en grasa de tus alimentos. En lugar del queso crema, crema agria, mayonesa, crema de leche y leche entera, usa productos bajos en grasa o descremados.

- Evita comer frente a la televisión, la computadora o mientras hablas por teléfono. Presta atención a lo que estás comiendo y disfruta su sabor.

- Involucra a toda la familia en las comidas: es una oportunidad para disfrutar juntos de una buena alimentación.

- Si vas a comer fuera, ¡ordena el tamaño pequeño! Evita pedir el tamaño más grande de ningún alimento, ya que te sentirás tentado a comerlo todo.

- Si tu plato es muy grande, comparte tu comida con un amigo o divide tu comida por la mitad y llévate el resto a casa.

- Cuando vayas a un restaurante, nunca pidas un postre para ti solo. Divídelo entre dos o tres personas. Un simple postre podría aportarte al menos 600 calorías extras a una comida.

Espero que hayas disfrutado y aprendido mucho en esta segunda parte de nuestro recorrido. Ya tienes en tus manos todas las herramientas nutricionales y el conocimiento suficiente para iniciar tu transformación. Recuerda que nuestras recomendaciones no sustituyen las indicaciones de tu médico o nutricionista, pero te dan una buena base para hacer pequeños cambios que proporcionarán grandes resultados en tu vida. ¡El conocimiento te da el poder para cambiar!

Ya estás bien preparado. Puedes volver a esta parte del libro tantas veces como te haga falta para repasar conceptos. Ahora, ¡pasaremos a la acción en los próximos capítulos! No cuelgues los guantes que esto se pone mejor a partir de ahora.

¡Pasemos a la acción de una vez!

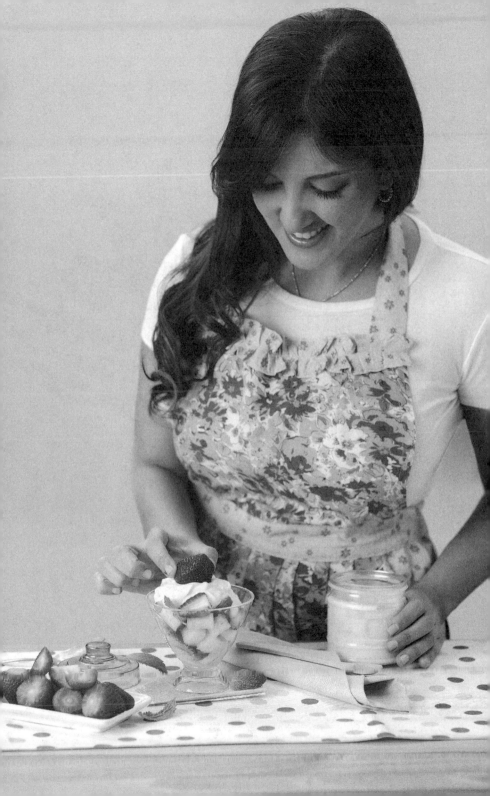

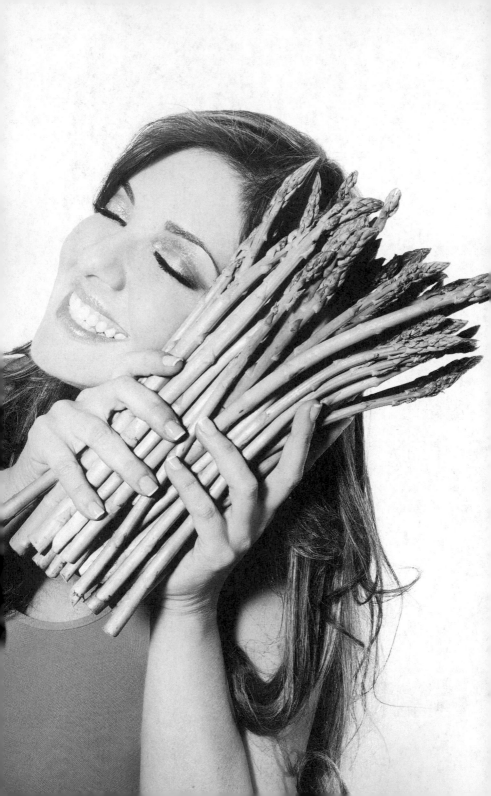

TERCERA PARTE

CREA TU PROPIA CAJA DE HERRAMIENTAS

CAPITULO 11

Un nuevo plan de alimentación

Somos lo que comemos, pero lo que comemos nos puede ayudar a ser mucho más de lo que somos.
ALICE MAY BROCK

En este capítulo te mostraré cómo se estructura un plan de alimentación, porque cuando se trata de perder o mantener el peso, escoger alimentos altos en nutrientes es importante, pero no debes comer lo que se te antoje en la cantidad que quieras. La fórmula es sencilla: disminuir las calorías que ingieres y aumentar las calorías que gastas. Pero "disminuir las calorías que ingieres" no tiene que convertir tu alimentación en aburrida, insípida o castigadora. Comeremos menos, pero mejor. Así te garantizo que obtendrás un peso saludable.

Las vitaminas, los minerales, la fibra y el agua no tienen calorías, por lo que no influyen directamente en el peso. Todo lo demás sí aporta calorías, aunque se considere un alimento saludable. Entonces deberíamos dejar de preguntarnos si este o aquel alimento "engorda", porque al final, cualquier cosa que comas en exceso te aportará más calorías de las que tu cuerpo necesita, y te llevará a aumentar de peso, sea saludable o no. El truco está en la selección de los alimentos más nutritivos y menos calóricos, además de moderar las porciones.

Te cuento una anécdota personal: hace algunos años, mi hermana menor se fue a vivir a Estados Unidos durante seis meses para estudiar inglés. Una de las cosas que más extrañaba era la comida abundante y variada, frecuente en la tradición libanesa, que permite la posibilidad de servirse varias veces. Mi hermana vivía en una pensión de la universidad, sin mucho dinero ni ganas de cocinar, por lo que resolvía la cena con cualquier cosa que tuviese a la mano, generalmente alguna bolsa de *snacks* salados de aproximadamente 140 calorías. A los seis meses, cuando regresó a Venezuela, había bajado de peso unas 13 a 18 libras. ¿Cómo se explica que haya adelgazado *comiendo tan mal*? ¡Porque comía poco! Una bolsa de *snacks* (que no es un alimento saludable) tiene menos calorías que una pechuga de pollo a la parrilla, acompañada de puré de batatas y vegetales salteados en aceite de oliva. No obtuvo los mismos nutrientes, pero al consumir menos calorías y caminar más, adelgazó.

Sería absurdo creer que una bolsita de *snacks* salados para la cena es saludable, de hecho, es la peor elección si quieres cuidar tu salud. Con este ejemplo intento explicar que la combinación de una menor ingesta calórica (independientemente de la baja calidad nutricional del alimento) y un incremento notable de la actividad física puede llevarte a bajar de peso. Ahora bien, ¿buscas estar delgado y no sano? Seguro que no.

Conclusión: para lograr un peso saludable es importante seleccionar los alimentos de mejor calidad y en las porciones adecuadas. ¿Cuánta cantidad es suficiente? Depende. Cada persona es única y tiene condiciones diferentes. No es lo mismo crear un plan de alimentación para un adolescente, una mujer embarazada, un deportista de alto desempeño o un ama de casa sedentaria de sesenta años de edad. Cada quien tiene requerimientos especiales de calorías y nutrientes. Por eso insisto en que hay que acudir a un nutricionista profesional para que calcule tus requerimientos e idee el mejor plan para ti.

La dieta de la vecina

Cuando queremos quitarnos esas libras de más, inmediatamente comenzamos una búsqueda frenética y preguntamos a los amigos que han bajado de peso cómo lo lograron. Luego fotocopiamos las dietas y las pegamos en la nevera, emocionadas porque "el lunes comenzamos". Las personas que usan con frecuencia Internet y redes sociales ni siquiera le preguntan a la vecina, sino que bajan de la web cada dieta que a alguien se le ocurra sugerir. Así es como cada lunes comenzamos una dieta llena de restricciones que, a pesar del hambre que nos hace pasar, logra ayudarnos a moldear las curvas, "sólo por un tiempo".

Nos pasamos la vida intentando soluciones mágicas para resolver nuestro sobrepeso, sin obtener los resultados esperados, por lo menos permanentemente. ¿Sabes por qué? Porque no hemos aprendido a trasformar por lo menos el 90% de nuestros hábitos de vida en costumbres más saludables. Es más fácil matarse de hambre y disminuir la cantidad de alimentos que consideramos "culpables" de las libras de más, que aprender a consumirlos en el tiempo y la cantidad adecuada.

Aumentar de peso es un tema matemático

Si consumes más calorías de las que gastas o gastas menos de las que consumes, siempre aumentarás de peso. Si, por el contrario, consumes menos de lo que gastas o gastas más de lo que consumes, bajarás de peso. Si logras consumir el mismo número de calorías que gastas, alcanzarás el equilibrio y podrás mantenerte en tu peso.

Nadie "engorda" porque se come en alguna ocasión una porción de torta de chocolate o de pizza. Engordamos porque consumimos alimentos ricos en grasas y azúcares en grandes cantidades y con mucha frecuencia. Además de la ingesta excesiva de calorías nos mantenemos inactivos o sedentarios, lo que agrava el problema.

Te pongo un ejemplo interesante, si le ofreciéramos abundante comida alta en grasas y azúcares, incluyendo bebidas carbonatadas con azúcar, a uno de esos maratonistas que recorre el mundo compitiendo en cuanto maratón encuentra en su camino, apuesto mi título de médica a que no engordaría ni un gramo. El gasto calórico de los entrenamientos diarios y los maratones en los que compite es tan elevado, que las calorías consumidas en exceso se queman con el ejercicio. Es más, estas personas necesitan una alimentación alta en calorías para obtener la energía necesaria para sus entrenamientos y ritmo de vida.

Y ésta es una frase que le digo mucho a mis pacientes: el que peca y reza, empata. Aunque la buena alimentación es fundamental para bajar de peso, el ejercicio nunca dejará de ser necesario.

Una nota importante: la ecuación puede no ser tan simple cuando se incluyen factores genéticos, hormonales y emocionales que influyen o predisponen al aumento de peso. Pero de esos factores se ocupará tu médico o asesor psicológico. Si tus padres o hermanos son obesos, si además de que aumentas de peso notas algunos cambios en tu cuerpo o si crees padecer de ansiedad o dificultad para controlar lo que comes, te invito a que visites a alguno de ellos.

Método del plato

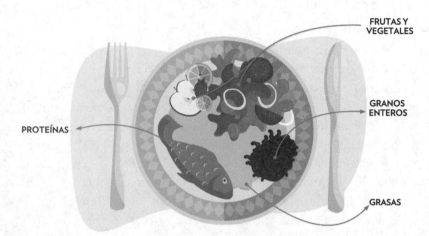

FRUTAS Y
VEGETALES

GRANOS
ENTEROS

PROTEÍNAS

GRASAS

Ahora que ya conoces los beneficios de cada grupo de nutrientes, tenemos la tarea de organizarlos en nuestro plato. En primer lugar, vamos a dividir mentalmente el plato por la mitad. Una de las mitades estará llena de vegetales, preferiblemente de ensaladas crudas.

Mitad del plato: vegetales

Los vegetales son alimentos que contienen pocas calorías, y nos ofrecen un buen aporte de agua y fibra. El único enemigo de las ensaladas crudas es el aderezo y los "extras" que solemos añadir como *croutons,* tocineta, quesos altos en grasas, etc. Debes saber que una cucharadita de aderezo puede llegar a aportar más de 100 calorías, por lo que si te excedes, convertirás esta opción saludable en un enemigo más. Es decir, una ensalada puede llegar a tener más calorías que un plato de pasta o una hamburguesa. Por esta razón debemos optar por aderezos a base de vinagre y apenas una pequeña cantidad de aceite de oliva.

Si no deseas vegetales crudos puedes optar por los levemente cocidos, tratando de consumirlos en preparaciones que permitan conservar la piel o cáscara. Otra opción para reemplazar los vegetales frescos es una taza de sopa de vegetales.

Es importante recordar que los vegetales aportan principalmente carbohidratos, fibra, vitaminas, minerales y agua. Cuando los sometemos a cocción, el carbohidrato que tienen se hace más "disponible" y es absorbido más rápidamente. Cuando nuestra meta es el control de peso, es vital que por medio de la alimentación logremos que nuestra digestión sea más lenta, de forma que sintamos mayor saciedad durante más tiempo.

Un cuarto del plato: proteínas

La otra mitad del plato la vamos a dividir mentalmente a su vez en dos cuartos. El cuarto superior será ocupado por los alimentos proteicos de origen animal: carne, pollo, pavo, pescado, cerdo, huevos, etc. Lo importante es que la opción que elijas sea baja en grasas. El tamaño de la porción recomendada será el equivalente a la palma de tu mano sin incluir los dedos.

Un cuarto del plato: carbohidratos almidonados

El cuarto inferior de tu plato será ocupado por la porción de carbohidratos almidonados. Ya mencionamos cuáles son las mejores opciones de este grupo de alimentos. Lo ideal es seleccionar carbohidratos altos en fibra para lograr disminuir su respuesta glicémica y, por tanto, su absorción. ¿Cuál debe ser el tamaño de la ración? Todo dependerá de la carga calórica recomendada para cada persona, pero puede servirnos como referencia media taza para las mujeres y una taza para los hombres.

Frutas y agua

A nuestro plato principal podemos añadirle como postre una ración de frutas. Puede consumirse una fruta pequeña o de media a una taza de frutas picadas. Finalmente, cada una de nuestras comidas debe ir acompañada de un vaso de agua, algo necesario para la óptima hidratación del cuerpo.

Cómo verás, te he proporcionado la información necesaria para una alimentación saludable. No quiero hablar de "dietas para bajar de peso", quiero enseñarte a comer adecuadamente. Las dietas restrictivas, al final, no conducen a la consolidación de hábitos nutricionales sanos a largo plazo. El éxito dependerá precisamente de que aprendas a comer saludablemente el 90% del tiempo, como parte de tu estilo de vida.

La gran pregunta: ¿cuántas calorías necesitas?

Recuerda que el mejor plan nutricional es el que crea para ti el nutricionista. Para seleccionar un plan nutricional adecuado se deben tomar en cuenta las necesidades energéticas de tu cuerpo, que, al igual que el valor energético de los alimentos, se expresan en kilocalorías. El requerimiento de energía (en kilocalorías) varían enormemente de una persona otra, como mencioné anteriormente, porque dependen de factores como edad, sexo, estatura, actividad física y estado de salud.

De manera práctica, se han proyectado una serie de recomendaciones que te ayudarán a realizar los primeros cambios para lograr una alimentación buena y balanceada. Crear tu plato te permite lograr el equilibrio adecuado entre los principales grupos de alimentos: carbohidratos, proteínas y grasas.

Carbohidratos. Este grupo incluye almidones, vegetales y frutas. Deben aportar entre el 50% y el 60% del requerimiento calórico total. En términos de gramos representan 3 a 5 g por kilo de peso corporal al día (g/kg/día).

Proteínas. Las proteínas deben aportar del 12% al 20%. En términos de gramos representan 0.8 a 1 g/kg/día. En algunos casos tu médico o nutricionista puede incrementar este porcentaje dependiendo de tus necesidades, hasta un 24% a 26% (1.5 gramos/kg de peso corporal).

Grasas. Las grasas deben aportar del 25% al 30% de las calorías totales de nuestra alimentación, es decir, 0.8 g/kg/día.

Es importante mencionar que dependiendo de cuál sea tu necesidad, —bajar, mantenerte o aumentar de peso—, sería necesario disminuir, mantener o incrementar las calorías y nutrientes en tu alimentación diaria. Una dieta es *normocalórica* si aporta de 25 a 30 kcal/kg, lo ideal para mantener tu peso. Por debajo de 25 kcal/kg se considera que la dieta es *hipocalórica*, y es adecuada para bajar de peso. Por encima de 30 kcal/kg, la dieta es *hipercalórica*, y es útil si deseas aumentar.

El médico especialista en obesidad o el nutricionista calcula tu peso objetivo. Luego, en función de lo que se quiere lograr, se multiplica tu peso objetivo por las calorías según tu necesidad. Pero para la selección del plan nutricional ideal para ti, también influyen innumerables factores que ya hemos mencionado anteriormente. Lo mejor es consultar con un profesional de la salud que te oriente y personalice tu plan.

Ahora bien, tomando como ejemplo que tú pesaras 154 libras (70 kg) y tu peso ideal fuera 132 libras (60 kg), podemos calcular un requerimiento de 20 kcal/kg y crear un plan nutricional de 1,200 calorías (60 kg x 20) si eres absolutamente sedentario. Si realizas actividad física moderada, podría calcularlo de 25 kcal/kg y crearte un plan de 1,500 calorías. Si realizas de 300 a 450 minutos de ejercicio a la semana de intensidad moderada a alta o estás preparándote para una carrera de 6 millas (9.6 km), podría calcular hasta 30 kcal/kg y plantearte un menú de 1,800 calorías. Por eso, para minimizar riesgos e ir por el camino seguro, visita a un nutricionista, quien sabrá mejor que nadie cuál es tu requerimiento calórico ideal para lograr tus objetivos en el menor tiempo posible, pero de forma segura y responsable.

Un plan de alimentación perfecto

Este modelo de alimentación está inspirado en los planes personalizados que desarrolla nuestro nutricionista, el Lic. Carlos Lezama, de quien aprendí muchísimo para estructurar mi plan perfecto de alimentación. Es importante que, luego del médico, también visites al nutricionista, porque es el profesional indicado para hacer recomendaciones sobre la cantidad de nutrientes y calorías que necesitas, y adaptar el plan de alimentación a tus gustos, horarios, actividad física, metabolismo basal y objetivos particulares.

Antes de presentarte este plan de alimentación ideal, repasemos los grupos de alimentos, ahora introduciendo el rango de porciones sugeridas para cada uno.

A. OPCIONES DE CARBOHIDRATOS ALMIDONADOS

Desayunos

- De ⅓ a ½ taza de avena en hojuelas

- 1 tortilla o arepa integral de maíz del tamaño de la palma de la mano

---

- 1 a 2 rebanadas de pan o tortilla de trigo integral

- 6 a 10 rodajas de casabe o pan de harina de yuca
- ¼ a ½ plátano verde o amarillo sancochado u horneado
- ½ a 1 taza de puré de papas o batatas (camote, boniato)
- 2 a 4 galletas infladas de arroz integral

Almuerzos, cenas o meriendas

- ½ taza de arroz integral
- ½ taza de quinua
- ½ taza de granos (caraotas, lentejas o arvejas)
- ½ taza de puré de papas o batatas (camote o boniato)
- ¼ plátano verde o amarillo sancochado u horneado
- ½ taza de maíz natural desgranado o una mazorca
- 1 papa, batata o yuca sancochada del tamaño del puño de la mano
- 3 tazas de palomitas de maíz sin grasa

B. OPCIONES DE FRUTAS

- 1 de las siguientes frutas: manzana, naranja, toronja, mandarina, guayaba, pera, ciruela, kiwi o durazno
- 1 taza de piña, fresas, frambuesas, cerezas, moras, arándanos, lechosa o papaya, melón o patilla
- 6 uvas
- ½ unidad de banana o mango

C. OPCIONES DE VEGETALES

- 1 taza de vegetales crudos
- ½ taza de vegetales cocidos
- ½ a 1 taza de crema de vegetales

Se sugieren los siguientes vegetales: lechugas, berros, arúgula, repollo, radicchio, alfalfa, champiñones, alcachofa, tomates, rábano, zanahoria, pepino, apio, coliflor, brócoli, calabacín, berenjenas, coles de Bruselas, acelga, espinacas, vainitas, espárragos, ajo porro, pimentón, ají o chile dulce, chayota, perejil, cilantro.

D. OPCIÓN DE PROTEÍNAS/PRODUCTOS LÁCTEOS

- 4 onzas de pechuga de pollo, pavo, lomo de cerdo o pescado
- 1 huevo entero más 2 a 3 claras de huevo
- ½ a 1 medida o *scoop* de suplemento nutricional proteico
- 1 a 2 rebanadas de pechuga de pavo o pollo
libre de grasa y baja en sodio
- 1 a 2 rebanadas de queso blanco duro, mozarela o blanco fresco o 2 cucharadas (30 g) de queso blanco duro rallado, requesón o ricota
- ½ a 1 taza de yogur griego o descremado sin azúcar

E. OPCIÓN DE GRASAS

- 1 cucharadita de aceite de oliva
- 1 cucharadita de mantequilla de frutos secos
- 1 puñado de frutos secos
- 4 rebanadas de aguacate
- 10 aceitunas

Mi plan perfecto

Generalmente realizo 45 minutos de ejercicio cardiovascular a primera hora de la mañana. Treinta minutos antes de comenzar este entrenamiento, consumo una ración de frutas, una de yogur griego o un carbohidrato almidonado. Después, en el *desayuno* consumo una ración de carbohidratos almidonados y una ración de proteínas. Una hora después de desayunar, realizo el entrenamiento de fuerza durante 45 minutos. Como *merienda matutina* selecciono una ración de yogur griego o una ración de frutas o de proteínas. En el almuerzo consumo una ración de vegetales, una de carbohidratos almidonados, una o dos de proteínas y una de grasas. Como *merienda vespertina* selecciono una ración de yogur griego (si no la consumí antes) o una de carbohidratos almidonados (palomitas de maíz generalmente) o una ración de frutas o de proteínas. En la *cena* consumo una ración de vegetales, dos de proteínas y una gelatina ligera.

Esta es la base de una alimentación saludable. Luego hay que crear, inventar nuevos platos, variar el sabor, variar para que no te aburras. Y ése es el gran secreto para nunca abandonar. Es importante por ello aprender a cocinar o buscar quien te cocine de forma rica y saludable.

Te sugiero utilizar los siguientes condimentos y aderezos: sal baja en sodio, pimienta, peperoncino, ajo, cebolla, perejil, orégano, cilantro, tomillo, romero, jengibre, albahaca, curry, comino, mostaza natural, yogur natural descremado, aceite de oliva, vinagre balsámico normal o de sidra o limón.

Meriendas para antes y después del entrenamiento

Una de las preguntas que más nos hacen en las redes sociales es qué comer antes y después de entrenar, lo cual es muy importante para garantizar un buen rendimiento físico y una excelente recuperación muscular. Por eso decidimos compartir con ustedes un cuadro con los ejemplos de alimentos y bebidas para antes, durante y después del entrenamiento, realizado por nuestro nutricionista deportivo Carlos Lezama.

MOMENTO	OBJETIVO	RECOMENDACIONES	EJEMPLOS
2 a 4 horas antes (o la noche anterior, si entrenas muy temprano)	llenar al máximo las reservas de glucógeno mantener la hidratación	alto contenido de carbohidratos, moderado a alto contenido de proteínas, moderado contenido de grasa y fibra 500mL de agua	—avena con leche descremada y fruta —sándwich o arepa con queso y pavo —arroz con pechuga de pollo o pescado fresco —pasta con queso rallado —plátano sancochado u horneado con queso blanco
1 hora antes	mantener el nivel de azúcar en la sangre mantener la hidratación	carbohidratos de fácil digestión, bajo contenido de grasa, proteínas y fibra. 250 a 500mL de líquido	—cereal con leche descremada —fruta fresca (plátano o cambur, manzana, piña, naranja, kiwi) —tostadas con mermelada o miel —yogur griego o descremado —galletas saladas bebida deportiva
15 a 30 minutos antes	mantener la hidratación	125 a 250mL de líquido	—agua
durante (menos de 60 minutos)	mantener la hidratación	250 a 500mL de líquido	—agua
durante (más de 60 minutos)	mantener el nivel de azúcar en la sangre reponer la pérdida de agua y electrolitos	30 a 60g de carbohidratos por hora 125 a 250mL de líquido cada 15 a20 minutos	—agua —bebida deportiva —gel de carbohidratos con agua
después (en las primeras 2 a 3 horas)	recuperar las reservas de glucógeno reponer la pérdida de agua y electrolitos	alto contenido de carbohidratos moderado a alto contenido de proteínas moderado contenido de grasa y fibra 500mL de líquido justo después	—opciones similares a las comidas previas al ejercicio

(Cuadro elaborado por el Lic. Carlos Lezama, nutricionista deportivo. @karloslezama)

Las opciones y cantidades de alimentos indicadas en la columna de ejemplos, dependerán del tipo de entrenamiento (fortalecimiento o cardiovascular), la composición corporal de cada persona (porcentaje de grasa) y sus objetivos particulares (mejorar el rendimiento físico, perder grasa o aumentar la masa muscular).

Espero que después de leer esta información y comprender que nuestro éxito en el cuidado del cuerpo depende en un 80% de la alimentación que le damos, puedas transformar tu vida escogiendo las mejores opciones para lograr el equilibrio y un peso saludable. ¡El conocimiento se convierte en poder cuando empiezas a tomar las mejores decisiones! Ya tienes un modelo de plan de alimentación, pasemos ahora al 20% restante: ¡ejercicio!

CAPITULO 12

Ejercicio: ¡la medicina poderosa!

No paramos de ejercitarnos porque envejecemos, envejecemos porque paramos de ejercitarnos.

DR. KENNETH COOPER

Según el Dr. John Duperly, especialista en medicina deportiva y coordinador del programa *Exercise is Medicine* para Latinoamérica, en la lucha por el control del peso y la buena salud general, solemos darle mayor importancia al tipo y cantidad de alimentos y bebidas que consumimos que a la inactividad física, cuya consecuencia es la disminución significativa del gasto energético. Se olvida que alimentación y ejercicios son las dos caras de una misma moneda. Ya sabemos muy bien que para lograr un peso saludable, además de consumir menos calorías, debemos aumentar el gasto energético, es decir, las calorías que gastamos durante el día. ¿Y cómo se logra eso? La forma más simple y rápida: ¡haciendo ejercicio!

¿Cómo gastamos calorías?

Nuestro cuerpo quema calorías durante todo el día gracias al *metabolismo basal o tasa metabólica basal* (TMB), que es la energía que necesitamos para mantener las funciones vitales del cuerpo, tales como la circulación de la sangre, la actividad de las neuronas, la respiración, la digestión y todas las funciones de las células del cuerpo. Del total de calorías que ingerimos en el día, nuestro cuerpo quema un 60% a 75% para poder realizar estas funciones. Lo más importante que debes recordar es que mientras más desarrollo muscular tengas, mayor será la tasa metabólica basal, o lo que es lo mismo, tendrás el metabolismo más activo.

Por otra parte, nuestro cuerpo quema también calorías debido al *efecto termogénico de los alimentos*, que es el gasto de calorías al comer, en los procesos de digestión, absorción, metabolismo y almacenamiento de los nutrientes, siendo mayores si consumimos proteínas (20%), menores para las grasas (3%) e intermedio para los carbohidratos (10%). Esto quiere decir que gastamos más calorías al consumir proteínas que grasas. Por lo general, el gasto por el efecto termogénico de los alimentos, se calcula en promedio en un 10% del gasto energético total diario.

Hasta ahora, nuestro cuerpo ha quemado un 60% de calorías que hemos consumido gracias a nuestro metabolismo y 10% gracias al efecto termogénico de los alimentos. ¿Cómo quemar el 30% restante? En esto juega un papel fundamental la *actividad física*, que incluye tanto las actividades cotidianas en el hogar y en el trabajo como las recreacionales, y además el *ejercicio*. Gracias a la actividad física diaria gastamos en promedio un 30% de las calorías que consumimos. Pero este número puede ir desde un 10% en una persona sedentaria hasta un 50% en un atleta. Como podrás observar, es un rango bastante amplio que dependerá exclusivamente del esfuerzo y tiempo que dediquemos a ejercitarnos.

Actividad física y ejercicio

Los términos *actividad física y ejercicio* se refieren a movimientos voluntarios que queman calorías, y se usan indistintamente. Sin embargo no son exactamente lo mismo. La Organización Mundial de la Salud (OMS) define la *actividad física* como cualquier movimiento corporal producido por los músculos esqueléticos que exige gasto de energía. Esto incluye todas las actividades diarias que se realizan: tareas en el hogar, actividad laboral, caminatas o traslados, ir de compras, pasear a tu macota, subir escaleras, bailar, etcétera.

En términos generales, la mayoría de la población, realiza algo de actividad física. Ahora, si asignamos una estructura a esas actividades, otorgándoles espacio y horario, estaríamos hablando de ejercicio, que se caracteriza por ser una actividad planificada, repetitiva y realizada con el objetivo de mejorar o mantener la condición física.

Mantenerte la mayor parte del tiempo activo es muy importante, pero no es suficiente para bajar de peso o prevenir enfermedades crónicas. Necesitas ser activo y además hacer ejercicio regular para lograrlo. Cuando me refiero a ejercicio regular, quiero decir que debe realizarse por lo menos cada 2 o 3 días.

Cómo ser más activo

• Añade diez minutos diarios o aumenta la intensidad del ejercicio a cualquier actividad física que realices.

• Limita a menos de dos horas diarias el tiempo que pasas en Internet, mirando televisión y jugando juegos de video.

• Toma siempre las escaleras en vez del elevador o ascensor.

• Estaciona tu carro en el extremo más distante del parqueadero o estacionamiento y camina hasta llegar a tu destino. También puedes bajarte del autobús una parada antes y caminar el resto del trayecto.

• Haz más quehaceres en la casa como sacudir el polvo, pasar la aspiradora o arrancar la maleza en el jardín.

- Camina o corre con el perro o con tus niños.

- Usa una máquina para hacer ejercicio, tal como una caminadora o bicicleta estacionaria, mientras miras televisión.

- Toma vacaciones "activas", con excursiones a pie o en bicicleta.

- Camina para hacer tus mandados (por ejemplo para ir al súper o a la oficina de correo) en vez de manejar.

- Compra un podómetro (cuenta pasos) que mida cuántos pasos caminas cada día y aumenta de manera gradual el número de pasos diarios, hasta llegar a los diez mil que recomienda el Colegio Estadounidense de Medicina Deportiva.

- ¡No pases más de tres horas sentado! ¡Levántate de la silla cada hora para estirar las piernas y caminar!

Mucha gente vive obsesionada por adelgazar, pero siempre piensan en la salida más fácil, "matarse de hambre", consumir dietas de 500 a 800 calorías, tomar solo jugos durante 10 días o hacer ayunos prolongados. Olvidan por completo el ejercicio. Muchos dicen cosas como "qué flojera", "no tengo tiempo", "no tengo dinero para un gimnasio", "se me daña el secado del cabello", entre muchas otras excusas. Cuando una persona dice "no tengo tiempo" para hacer ejercicio, lo que está diciendo es "para mí no es una prioridad", porque el tiempo siempre existe. Todos tenemos las mismas 24 horas en un día, pero cada uno toma decisiones y establece prioridades de acuerdo a sus motivaciones.

Si se tuviese más conciencia de la importancia del ejercicio para adelgazar, prevenir enfermedades crónicas y vivir más y mejor, más personas saldrían a comprar una bicicleta en este mismo momento, apartarían en su agenda de cada día un espacio *no negociable* destinado a mover el cuerpo y empacarían en su maleta de viajes sus zapatos para correr antes que la ropa de playa, o mejor aún, ¡nadarían todos los días en la playa durante sus vacaciones!

Se ha calculado que entre el 70% y el 80% de la población adulta no realiza actividad física regular. Médicos epidemiólogos como Powell, Blair, Paffenbarger y Siscovik, de gran trayectoria en el área de la actividad física y la salud, estiman que sería posible reducir hasta en un 30% la mortalidad por enfermedad cardiovascular, diabetes y cáncer si la población dejara el sedentarismo y adoptara un estilo de vida más activo.

Si eres sedentario y piensas que el ejercicio no se hizo para ti, te tengo una mala noticia: el sedentarismo es el factor de riesgo responsable de 5.3 millones de muertes al año en el mundo y ocupa el segundo lugar como causa de muerte por enfermedades crónicas, después de la hipertensión. El sedentarismo causa la muerte a más personas que el cigarrillo, la diabetes y el sobrepeso.

Causas de muerte por enfermedades crónicas

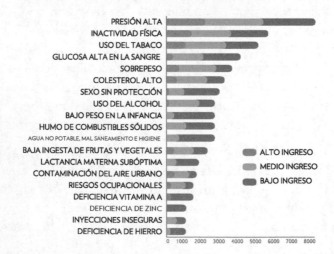

Fuente: I-Min Lee et al, Lancet , 9-19, July 2012

Piénsalo bien, porque si tienes sobrepeso o eres obeso, el no moverte te llevará por un camino de enfermedades que estoy segura no quieres recorrer. Y si eres delgado y crees que no necesitas hacer ejercicio porque te ves muy bien, seguramente desconoces que sólo por ser sedentario, aunque seas delgado, tienes un 40% mayor riesgo de morir por enfermedad cardíaca que los "gorditos" activos físicamente. Ser delgado no te protege contra las enfermedades crónicas. En cambio, ser activo físicamente disminuye el riesgo de enfermar y morir, independientemente del peso que tengas. Claro está, siempre se deben considerar otros factores de riesgo que influyen en la aparición de estas enfermedades, como los antecedentes familiares, el consumo de tabaco o el abuso de alcohol, por ejemplo.

No se trata sólo de "estar definido" o "verte *fit*", sino de tener una salud mejor y más energía, autoestima, seguridad, productividad, felicidad y longevidad; además de bajar de peso o mejorar tu composición corporal como valor agregado a esta gran cantidad de beneficios.

Independientemente del peso que tengas, siempre te beneficiarás del ejercicio. No te preocupes si nunca lo has practicado o si abandonaste tu rutina por alguna razón. Permíteme ayudarte a empezar a moverte más. Al haber escogido y ojeado este libro, has dado un primer paso importante.

Beneficios del ejercicio regular

Hace algunos años, William C. Roberts, editor de una de las revistas de cardiología más importantes del mundo, publicó que había descubierto un nuevo producto con efecto hipolipemiante (disminuye los lípidos en la sangre), antihipertensivo (disminuye la presión arterial), que mejora la contracción del corazón, disminuye la frecuencia cardíaca, con efecto vasodilatador, diurético, anorexígeno (disminuye el hambre), reductor de peso, que disminuye la glicemia (azúcar en la sangre), con efecto ansiolítico, que mejora el sueño y además con propiedades anti-depresivas. Muchos médicos descubrieron con sorpresa que no se trataba de un desarrollo revolucionario de la industria farma-céutica, sino de un arma preventiva y terapéutica al alcance de la humanidad desde hace miles de años: ¡el ejercicio!

No existe en el mundo un medicamento que te ofrezca tantos beneficios. El ejercicio es la medicina más poderosa que existe.

Principales beneficios del ejercicio, demostrados científicamente

* Logra un equilibrio en la estructura corporal. El ejercicio permite mantener los porcentajes de músculos, grasa, huesos y órganos en perfecta armonía.

* Mejora la resistencia aeróbica. El corazón y todo el sistema cardiovascular trabajará más eficientemente, bombeando y distribuyendo mayor cantidad de sangre, con mayor cantidad de oxígeno a todo tu cuerpo.

* Aumenta la resistencia y fuerza musculares. Al ejercitarte aumentas tu masa muscular y el metabolismo basal. Las investi-gaciones científicas muestran que la pérdida de fuerza muscular es de aproximadamente 30% y del área muscular de 40% entre la segunda y la séptima década de la vida. Los músculos son el prin-cipal quemador de calorías del cuerpo y determinan el metabolismo basal de cada persona: quemamos de 30 a 45 calorías por cada kilo de masa muscular en condiciones de reposo.

• Desarrolla la flexibilidad corporal. El ejercicio permite mantener saludables tus articulaciones, te ayuda a moverte y desplazarte libremente, con mayor amplitud y sin dolor, previene caídas y mejora la estabilidad de tu cuerpo.

• Reduce la depresión y la ansiedad. El ejercicio mejora tu estado de ánimo y la sensación general de bienestar, mejora tus funciones cognitivas, como la habilidad de pasar rápidamente de una tarea a otra, planear una actividad e ignorar información irrelevante.

• Controla y ayuda a mantener el peso perdido. La evidencia científica demuestra que un 90% de las personas que adelgazan con ejercicio mantienen su peso a lo largo de los años.

• Protege contra las enfermedades crónicas. La práctica regular de ejercicio de moderada intensidad ha sido identificada como un factor protector contra la enfermedad cardiovascular, la diabetes mellitus tipo 2 y algunos tipos de cáncer.

• Disminuye el riesgo de morir. Algunos estudios demuestran que las personas con índice de masa corporal (IMC) mayor a 27.5 (gorditos) pero con salud cardiorrespiratoria (que se ejercitan), tienen de 30% a 40% menos incidencia de mortalidad que aquellos con IMC menor de 24 (delgados), pero sedentarios.

• Aumenta la esperanza de vida. Algunos estudios científicos han revelado que la esperanza de vida aumenta de 3.4 a 4.2 años entre quienes caminan de 150 a 299 minutos por semana (30 a 60 minutos al día) y de 300 a 450 minutos por semana (60 a 90 minutos al día), respectivamente. Lo cierto es que cuanto más activo te mantengas, mayor será tu esperanza de vida, independientemente de cuál sea tu peso.

Tipos de ejercicios

En general, los ejercicios se clasifican en cuatro categorías principales y todos aportan diferentes beneficios: 1) cardiovasculares o aeróbicos; 2) para el fortalecimiento muscular; 3) para la flexibilidad o estiramiento; 4) para el equilibrio o coordinación.

Ejercicios cardiovasculares o aeróbicos. Estos ejercicios son ideales para disminuir el porcentaje de grasa corporal, mejorar las cifras de presión arterial y la resistencia a la insulina, controlar los niveles de azúcar en la sangre y quemar más calorías. Se clasifican en ejercicios de impacto bajo a moderado y ejercicios de alto impacto.

Algunos de los *ejercicios de impacto bajo o moderado* son: caminar, ciclismo, *spinning*, nadar, ejercitarse en la elíptica, subir escaleras, escalar colinas, remar, esquiar, escalar, patinar. Casi cualquier persona que goce de una salud razonablemente buena puede practicar este tipo de ejercicios.

Algunos de los *ejercicios de alto impacto* son: correr, trotar, bailar, jugar tenis, pádel, o squash. Estos ejercicios deben ser realizados con un día de por medio, e incluso con un promedio mayor para quienes tengan excesivo peso, sean de edad más avanzada, no estén en buena condición física, sufran lesiones u otro tipo de problemas médicos.

Ejercicios para el fortalecimiento muscular. Estos ejercicios son ideales para vigorizar y tonificar los músculos, mejorar la composición corporal, reducir el dolor relacionado con la artritis, mejorar el equilibrio corporal y activar el metabolismo, por lo cual estarás quemando más calorías durante todo el día. En este tipo de ejercicios empleamos la fuerza de nuestros músculos para realizar movimientos. Algunos de ellos son: levantar pesas o bandas de resistencia, máquinas de gimnasio, TRX, método pilates, escalar.

Ejercicios para la flexibilidad o estiramiento. La flexibilidad es la capacidad de las articulaciones para moverse en todo su rango de movimiento. Algunas actividades que mejoran la flexibilidad son: el estiramiento suave de los músculos luego de tu rutina diaria de ejercicios, los deportes como la gimnasia, las artes marciales como el karate, las actividades cuerpo-mente como el yoga y el método pilates, y cualquier actividad de fuerza o resistencia muscular que trabaje el músculo en toda su gama completa de movimientos.

Ejercicios para el equilibrio o coordinación. Estos ejercicios son indispensables a medida que envejecemos, ya que el riesgo de sufrir caídas aumenta con la edad. La coordinación motriz es la capacidad para utilizar el cerebro y el sistema nervioso junto con el sistema locomotor con el fin de llevar a cabo unos movimientos suaves y precisos. Por ejemplo, caminar sobre una barra de equilibrio o mantener el equilibrio sobre una pierna, bailar, dar patadas al balón, los deportes de raqueta, o el lanzamiento o recogida de una pelota.

CÓMO EMPEZAR UN PLAN DE EJERCICIOS

¡En sus marcas!

Es indudable que sobran las razones para comenzar a mover tu cuerpo. Luego de conocerlas, espero que estés listo para entrar en este mundo de bienestar. Los siguientes son los cinco pasos para comenzar.

1. **Visita al médico.** Necesitas acudir a un médico para que te haga una evaluación general de tu estado de salud, identificar si existen contraindicaciones médicas para realizar ejercicio o si requieres supervisión especializada durante tu rutina de entrenamiento.

2. **Establece metas claras y elimina las barreras o excusas.** Debes plantearte metas concretas y factibles a corto, mediano y largo plazo, por escrito, con monitoreo y controles periódicos, porque te motiva a progresar y te mantiene en curso. Piensa cómo quieres estar en seis meses, en un año o dos años. Recuerda además que la falta de tiempo, tener otras prioridades o la falta de dinero para comprar ropa o equipos adecuados, por ejemplo, son barreras que debes derribar, escogiendo una actividad física que se adapte a tu estilo de vida.

3. **Prepárate para comenzar.** Piensa en todo lo que debes adquirir para mantenerte físicamente activo. Por ejemplo, zapatos para caminar o correr, guantes para entrenar, gorra y lentes para protegerte del sol, termo para tomar agua, un reloj monitor de frecuencia cardíaca o ropa adecuada para entrenar.

4. **Prevenir es mejor que lamentar.** Comienza lentamente y progresa gradualmente. Permítele un tiempo mínimo a tu cuerpo para lograr la adaptación fisiológica y mental al ejercicio. Permanece siempre atento a los siguientes signos de alarma para detener el ejercicio y visitar al médico: dolor en el pecho, latidos cardiacos irregulares, fatiga, dolor de cabeza, dificultad para respirar, alteraciones gastrointestinales, sensación de mareo o inestabilidad, desvanecimiento, náuseas, dolores osteomusculares, inflamación en la columna u otras articulaciones.

5. **Consigue un entrenador adecuado.** Los entrenadores están para orientarte para evitar las malas posturas o movimientos inapropiados que puedan lesionarte. Además pueden enseñarte a reconocer los músculos que estás trabajando e indicarte cuáles debes usar en cada movimiento. Pero lo más importante es que un buen entrenador se involucrará en tu proceso y te mantendrá motivado todo el tiempo.

¡Listos!

Los siguientes cuatro puntos resumen las recomendaciones vigentes para la práctica de la actividad física en adultos.

1. Ejercicio cardiovascular

• Para promover y mantener la salud, todo adulto (de 18 a 65 años) sano requiere de actividad física aeróbica de intensidad moderada, por un mínimo de 30 minutos al día, 5 veces a la semana (150 minutos por semana); o de al menos 15 a 20 minutos de actividad física aeróbica de intensidad vigorosa, de 3 a 4 días a la semana (75 minutos por semana).

• Para lograr beneficios adicionales para la salud (reducción de peso y regulación del metabolismo de las grasas y carbohidratos) se requiere 300 minutos por semana (por ejemplo, 5 días x 60 minutos) de actividad moderada o 150 minutos por semana de actividad física vigorosa (5 días x 30 minutos).

• Está demostrado que la misma cantidad de ejercicio dividida en dos o tres espacios más cortos de tiempo puede ser casi igual de efectiva, así que puedes realizar una sesión continua de ejercicios diariamente o varias sesiones más cortas durante el día (de al menos 10 minutos cada una).

• Evita exceder tu capacidad física. El ejercicio debe ser agradable, cómodo, "sin ahogo", "sin dolor", que te permita mantener una conversación con relativa dificultad.

La siguiente es una medida práctica para que calcules la intensidad de tu ejercicio.

¿Cómo calcular tu frecuencia cardíaca máxima?
FC máx= 220-Edad
Ese resultado lo debes multiplicar por el porcentaje (%)
menor y superior al cual te ejercitarás

LEVE	50 a 60% de **FC** máx	Capaz de hablar y cantar
MODERADA	60 a 75% de **FC** máx	Capaz de hablar pero no cantar
INTENSA	75 a 90% de **FC** máx	Incapaz de hablar

CALORÍAS GASTADAS POR HORA DE EJERCICIO

Como verás, todos los ejercicios aportan grandes beneficios y queman calorías. Unos en mayor proporción que otros; dependiendo de tus objetivos y gusto, puedes escoger los que más te convengan.

En la tabla a continuación puedes observar las calorías quemadas en promedio en una sesión de una hora de ejercicio, dependiendo de tu peso corporal.

ACTIVIDAD (1 HORA)	PESO DEL INDIVIDUO Y CALORÍAS QUEMADAS		
	160 LIBRAS (73 KILOGRAMOS)	200 LIBRAS (91 KILOGRAMOS)	240 LIBRAS (109 KILOGRAMOS)
Aeróbicos de alto impacto	533	664	796
Aeróbicos de bajo impacto	365	455	545
Aeróbicos en el agua	402	501	600
Baloncesto	584	728	872
Boliche	219	273	327
Caminar, 2 mph	204	255	305
Caminar, 3.5 mph	314	391	469

Ciclismo (a menos de 10 mph, recreativo)	292	364	436
Correr, 5 mph	606	755	905
Correr, 8 mph	861	1,074	1,286
Danza, baile de salón	219	273	327
Entrenamiento con pesas	365	455	545
Esquí a campo traviesa	496	619	741
Esquí acuático	438	546	654
Esquí de descenso	314	391	469
Excursionismo	438	546	654
Fútbol americano, de toque o bandera	584	728	872
Golf, cargar los palos	314	391	469
Máquina caminadora, esfuerzo moderado	365	455	545
Máquina escaladora	657	819	981
Natación, ligera o moderada	423	528	632
Natación, vigorosa	715	892	1,068
Patinaje en línea	548	683	818
Patinaje sobre hielo	511	637	763
Piragüismo	256	319	382
Raquetbol	511	637	763
Remo estacionario	438	546	654
Softbol o beisbol	365	455	545
Saltar la cuerda	861	1,074	1,286
Tae kwon do	752	937	1,123
Tai chí	219	273	327
Tenis	584	728	872
Viajar con mochila	511	637	763
Volibol	292	364	436
Yoga de fuerza	292	364	456
Yoga hatha	183	228	273

Fuente: www.mayoclinic.org/healthy-lifestyle/weight-loss/in-depth/exercise/art-20050999?pg=2

2. Ejercicios de fortalecimiento muscular

• Antes de continuar es importante que conozcas algunos términos básicos. Una *repetición* son las veces que haces el mismo ejercicio.

• Una *serie* es un grupo de repeticiones. Una serie típica tiene de ocho a doce repeticiones. La idea detrás de una serie es usar un peso que fatigue el músculo o el grupo muscular al final de la serie.

• Una *superserie* es una serie de varios ejercicios, sin períodos de descanso en el medio, donde se pueden trabajar los mismos grupos musculares o grupos musculares opuestos.

• Una *sesión* corresponde al conjunto de series —habitualmente de distintos movimientos— que se realizan de forma seguida. Por ejemplo, una sesión puede agrupar seis ejercicios distintos, de cada uno de los cuales realizarás cuatro series con quince repeticiones en cada una de ellas.

Recomendaciones para el entrenamiento de fuerza muscular:

• Se recomienda el entrenamiento de fuerza por lo menos dos a tres veces por semana, con el fin de preservar la masa y la resistencia muscular.

• Haz una sesión de dos a cuatro series. Cada serie se compone de un número determinado de repeticiones.

• Si las repeticiones de una serie están comprendidas entre seis y diez, se puede decir que lo que queremos conseguir es un mayor desarrollo muscular. Si se superan las diez a doce repeticiones por serie, estaremos centrándonos más en la tonificación.

• Puedes hacer entre ocho y doce repeticiones de cada ejercicio. Se sugiere que las personas de mediana edad, hagan entre diez y quince repeticiones y los de edad avanzada, entre quince y veinte repeticiones.

- Espera por lo menos 48 horas entre las sesiones de entrenamiento de cada grupo muscular.

- Busca un entrenador que diseñe una rutina adecuada para ti, y te oriente y acompañe en el proceso.

Nota: al final de este libro encontrarás una rutina básica de pesas para tonificar y activar el metabolismo realizada por nuestro entrenador asociado, Giusepe Amico.

3. Ejercicios de flexibilidad

Haz los ejercicios de flexibilidad luego de tu sesión de ejercicios cardiovasculares. El estiramiento es más eficaz cuando el músculo está caliente. Mantén cada estiramiento muscular de 10 a 30 segundos, hasta el punto de opresión o malestar leve.

4. Ejercicios de equilibrio y coordinación

Haz ejercicios que incluyan habilidades motoras como equilibrio, agilidad, coordinación y marcha, al menos dos o tres días a la semana.

Recomendaciones para una rutina de ejercicios:

Inicia con un calentamiento de al menos 10 a 15 minutos con ejercicios aeróbicos suaves que permitan activar tu corazón, pulmones y músculos. Luego continúa con un período de condicionamiento, conformado por tu sesión de ejercicios de fortalecimiento (de 30 a 45 minutos) más el ejercicio cardiovascular (de 30 a 45 minutos), en ese orden. Posteriormente disminuye la intensidad de la sesión cardiovascular con un período de enfriamiento de unos 5 minutos, para normalizar el ritmo cardiaco y los cambios inducidos por el ejercicio en tu cuerpo. Finaliza con una fase de estiramiento de unos 10 minutos.

Puedes hacer ejercicio cardiovascular a primera hora de la mañana y el entrenamiento de fortalecimiento a media mañana o en la tarde, o viceversa.

¡Acción!

¡El momento es hoy y ahora! Muchas veces es suficiente con empezar para continuar. Trata de incluir deliberadamente actividades durante el día que te ayuden a mantenerte activo. Inscríbete hoy mismo en un gimnasio o sal a caminar al parque más cercano. La mejor actividad física es aquella que se disfruta. ¡Nunca olvides que el ejercicio es la mejor medicina para una vida saludable!

Hidratación y ejercicio

Mantener un consumo adecuado de líquido durante el ejercicio es muy importante para prevenir la deshidratación y mantener el rendimiento durante la actividad. De manera práctica y sencilla podemos utilizar uno de los esquemas de hidratación más conocidos: consumir 500 mL (dos vasos) de líquidos dos horas antes del ejercicio, tomar de 150 a 350 mL cada quince minutos, y después del ejercicio tomar 500 mL por cada 1.1 libra (0.5 kg) que se haya bajado de peso.

Cuando el ejercicio se mantiene a una intensidad de baja a moderada, su duración es menos de una hora o se realiza en climas poco exigentes, consumir agua es suficiente. Pero si realizas ejercicios de alta intensidad, excedes una hora de duración o en climas agotadores, debes tomar alguna bebida deportiva rehidratante.

Ejercicio y disminución de peso

Bajar de peso restringiendo sólo las calorías que comes, sin realizar ejercicio, es posible. Pero tendrás que comer cada vez menos, privarte de los alimentos que te gustan y vivir atado a una "dieta" estricta. Además, probablemente, perderás masa muscular al bajar de peso de esta manera, lo cual tendrá como consecuencia disminuir tu metabolismo, lo que te hará aumentar de nuevo.

Ahora bien, bajar de peso ejercitándote sin modificar tus hábitos de alimentación es prácticamente imposible, porque incluso si haces mucho ejercicio, pero consumes más calorías de las que quemas, subirás de peso. Por otra parte, estudios científicos han demostrado que el ejercicio genera una pérdida adicional de grasa corporal de hasta un 60% en hombres y un 38% en mujeres cuando se acompaña de una buena alimentación. Como podrás observar, la alimentación y el ejercicio siempre van de la mano. Los efectos de uno potencian los resultados del otro. Y los efectos de uno sin el otro probablemente resulten en fracaso.

Un estilo de vida activo y una rutina de ejercicios, junto con una alimentación saludable, son las claves para bajar de peso.

Mejores ejercicios para "gorditos"

- El tipo de ejercicio más recomendado en el mundo es la natación, pues se regula la temperatura del cuerpo más fácilmente y minimiza el riesgo de lesiones osteomusculares, ya que se reduce el impacto en las articulaciones.

- Otro deporte con muchas ventajas para las personas con sobrepeso es el ciclismo en todas sus modalidades.

• Otras opciones son la caminata y la danza o el baile, pero por su mayor carga sobre las articulaciones es necesario dosificarlo e ir incrementando poco a poco el trabajo. Es importante estar siempre atento a los signos de inflamación en los huesos, articulaciones y músculos.

Las personas con exceso de peso, sobre todo las que tienen casos muy avanzados de obesidad, pueden correr algún tipo de riesgo al ejercitarse, sobre todo osteoarticular (huesos y articulaciones). Sin embargo, estos riesgos disminuyen cuando un médico selecciona el tipo, la cantidad y la intensidad correcta de la actividad física. Nadie puede correr sin antes aprender a caminar. El mismo principio se aplica al ejercicio.

Cierro con un texto que la Dra. Audry Chacín, mi colega y colaboradora en la consulta de obesidad en Venezuela, repite a cada paciente que la visita: "Siempre hemos creído que el peor ejercicio es el que no realizas. El que esperas lograr un día mientras te mantienes sentado en el sofá, el que te va matando poco a poco porque aún no lo haces, y no hay peor peso, peor carga y peor impacto que el de la enfermedad producto de la inactividad física. Ése es el verdadero riesgo, al que debes temer".

¡Espero que estés listo para seguir en el camino! Te invito ahora a dejar este libro a un lado, cambiarte de ropa, colocarte los zapatos para salir a caminar de inmediato al aire libre o a ejercitarte en el gimnasio, aplicar todo lo aprendido en este capítulo. Sobre todo, te animo a que te sientas orgulloso de ti mismo por tomar una gran dosis de la medicina más poderosa que existe: ¡el ejercicio!

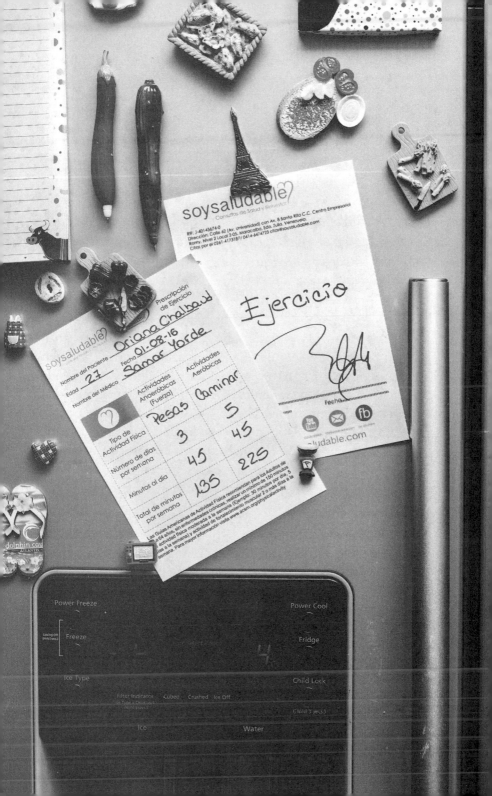

CAPITULO 13

Vence la ansiedad

La mente es como el agua, cuando está calmada y en paz, puede reflejar la belleza en el mundo; cuando está agitada, puede tener al paraíso enfrente y no lo refleja.
DAVID FISCHMAN

Son las cuatro de la tarde y no me puedo concentrar en mi trabajo. Siento un vacío en el estómago. En minutos, me irrito sin razón alguna y tengo que levantarme. Siento la necesidad urgente de comer algo dulce. De repente la imagen de un chocolate asalta mi mente. Busco a mi alrededor y no consigo nada. Trato de volver a lo que estaba haciendo pero ya es tarde, no puedo continuar. Perdí el control y debo resolver esta situación. ¿Qué hago? Lo mismo que haces tú: me levanto, voy a la nevera o a la despensa para ver qué encuentro, y lo que se atraviese, es bienvenido.

¿Te ha pasado? Seguro que sí. Mejor ni mencionemos lo que podría suceder cuando tenemos conflictos personales, exceso de trabajo o síndrome premenstrual. Esto es ansiedad por comer. ¡La gran enemiga que hay que vencer cuando se trata de lograr un peso saludable!

¿Qué es la ansiedad?

La ansiedad es la emoción más común experimentada por el ser humano. En sentido estricto, se siente aprehensión, miedo o se tiene una expectativa temerosa que va desde una preocupación excesiva por el presente o el futuro hasta sentimientos de terror. Es una señal de alerta que advierte sobre un peligro inminente y permite a la persona adoptar las medidas necesarias para enfrentarse a una amenaza y resolverla.

La ansiedad puede ser positiva (aguda o adaptativa) o negativa (crónica o patológica). La positiva nos ayuda a adaptarnos y resolver situaciones puntuales, moviliza nuestro cuerpo para tomar las medidas convenientes según el caso y la naturaleza del riesgo o del peligro (huir, atacar, neutralizar, afrontar, adaptarnos). Es normal y no representa ningún problema para la salud. El problema ocurre cuando la ansiedad se sale de control, es desproporcionada al estímulo que recibimos o persiste en el tiempo, porque trae consecuencias negativas a nuestra salud física y emocional, representando entonces un verdadero problema que hay que solucionar.

Si nos sentimos ansiosos, amenazados o tenemos miedo todo el tiempo (sí, ese miedo a situaciones que casi nunca suceden), ingresamos al mundo de la ansiedad negativa, crónica o patológica, que nos puede llevar a padecer diferentes enfermedades como trastorno de ansiedad generalizada, ataques de pánico, depresión, trastornos de alimentación, entre otras. Esto trae como resultado daños físicos, emocionales y conductuales.

En el origen de la ansiedad están involucrados varios factores:

- **Factores genéticos o hereditarios.** Pertenecer a una familia ansiosa puede hacerte más vulnerable y propenso a desarrollarla, sobre todo si te expones a situaciones que puedan activarla.

- **Factores conductuales o de modelaje.** Si creciste en una familia cuyos padres satisfacen su ansiedad con comida, y además, cuando eras niño premiaban o reforzaban tus logros con alimentos, eres propenso a repetir esa conducta.

- **Factores neuroquímicos.** Existen alteraciones en los neurotransmisores cerebrales (serotonina, dopamina, norepinefrina) y en la producción de cortisol (hormona del estrés) que aumentan el riesgo de padecer ansiedad.

- **Factores socio-culturales-ambientales.** Si eres una persona vulnerable, con muchos eventos sociales (culto al cuerpo, presión social), culturales (celebrar a través de la comida) o ambientales (ambiente laboral estresante, violencia, inseguridad, incertidumbre, etc.) serás más propenso a padecer ansiedad.

¿Qué sientes al tener ansiedad?

A mí no me lo contaron. Yo padecí de trastornos de ansiedad durante un tiempo y sobrellevé una serie de síntomas físicos inexplicables y repentinos como palpitaciones, mareos, sudoración, hipotensión, insomnio, inquietud, dificultad para respirar, opresión en el pecho, adormecimiento de manos, entre otros. Como no entendía lo que me pasaba, lo primero que hice fue visitar innumerables especialistas, buscando una causa física. Visité a cardiólogos, neumólogos, neurólogos, gastroenterólogos, nutriólogos, endocrinólogos, médicos internistas y ginecólogos. Su conclusión siempre fue la misma: "Usted no tiene nada". Y yo me preguntaba: ¿Cómo que no tengo nada? ¿Y todo lo que siento es imaginario?

Los que hemos padecido de ansiedad generalmente emprendemos una romería médica, preocupados cada vez más por nuestra salud, hasta que alguien nos dice: "¿Por qué no acudes a un psiquiatra?" A lo que usualmente contestamos: "¿Cómo que un psiquiatra? ¡Si no estoy loco!". Nadie quiere que le digan que tiene que visitar a un psiquiatra, pero una vez que nos atrevemos a hacerlo, entendemos que la ansiedad es la causante de lo que nos pasa. ¡Es asombroso cómo el cerebro y los procesos mentales pueden afectar tanto nuestra calidad de vida!

Los síntomas de la ansiedad se pueden clasificar de la siguiente manera:

1. Fisiológicos. Sudoración, tensión muscular, aumento de la presión arterial, palpitaciones, aumento en frecuencia de la micción (ganas de orinar), hiperventilación (aumento en la frecuencia respiratoria), dificultad para respirar, temblor, molestias gastrointestinales (nauseas, vómito, diarrea, flatulencia), sequedad de la boca, dificultad para tragar, dolor de cabeza y dolor precordial (en el pecho), adormecimiento de manos o pies, sensación de frío o calor, entre otros.

2. Cognitivos. Preocupación, ideas fijas, temor, inseguridad, miedo, dificultad para decidir, pensamientos negativos, dificultad para concentrarse, pensar o estudiar, confusión y temor a volverse loco o a morir. Estos síntomas son subjetivos, es decir, las personas los sienten y expresan pero no se pueden demostrar a través de ninguna prueba o estudio, lo que tiene como consecuencia que no sean del todo creíbles o no se les dé el verdadero valor que tienen.

3. Motores. Movimientos repetitivos como rascarse o tocarse, intranquilidad, tartamudeo, llanto, quedarse paralizado, fumar, comer o beber en exceso. Son la respuesta a esa cantidad de pensamientos negativos y al intenso malestar interno que la persona experimenta.

Ansiedad y obesidad

Desde hace muchos años el tratamiento de la obesidad se ha basado en dos grandes pilares: alimentación saludable y actividad física. Sin embargo, hoy en día se considera este abordaje muy limitado. Los aspectos psicológicos, sociales, culturales y familiares producen y mantienen el ciclo en la vida de la persona con obesidad. Es por esto que hablar de obesidad sin mencionar su contenido emocional no tiene mucho sentido.

Frecuentemente escuchamos a las personas decir "cada vez que tengo mucho estrés, engordo", o "cuando tengo un cambio importante en mi vida, aumento de peso". ¿Qué hay de cierto en esto? El cuerpo humano se defiende ante cualquier amenaza a través del sistema nervioso simpático, que origina los síntomas antes mencionados. Pero además, cuando estamos sometidos a estresores, nuestras glándulas suprarrenales (situadas encima de los riñones) producen cortisol, la llamada hormona del estrés, que prepara también al cuerpo para huir, pelear o defenderse, utilizando al máximo sus recursos físicos y mentales.

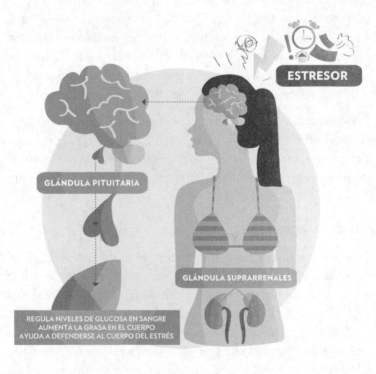

¿Qué pasa cuando se eleva el cortisol?

181

La función principal del cortisol es mantener suficiente glucosa en la sangre para que el cuerpo disponga de energía inmediata para actuar y salvarse del peligro inminente. Una de las acciones más importantes del cortisol es bloquear la producción de insulina, la hormona producida por el páncreas que se encarga de transportar la glucosa (que proviene de los carbohidratos que comemos) de la sangre a las células para dotarlas de energía. La insulina actúa como la llave que abre la célula para permitir que entre la glucosa y se obtenga la energía para vivir. Al utilizar esta glucosa como fuente de energía, se mantiene en equilibrio la cantidad que circula en la sangre. Todo esto gracias a la acción de la insulina.

Si los niveles de insulina son normales y ésta cumple su función, los valores de glicemia o azúcar en la sangre serán normales (normoglicemia). Si se produce mucha insulina y ésta actúa bien, la glicemia en la sangre será baja (hipoglicemia) porque será movilizada hacia el interior de la células. En caso contrario, si se produce mucha insulina y ésta no actúa bien, se acumulará en la sangre: la conocida resistencia a la insulina. Si no hay insulina, o la poca que existe no actúa bien, se produce la diabetes (tipo I o tipo II, según sea el caso).

Volvamos al cortisol. Cuando éste se eleva por encima del valor normal, se bloquea la producción de insulina, y por lo tanto aumenta la glucosa o el azúcar en la sangre. Cuando la situación de estrés es aguda o momentánea, esta glucosa será consumida por los músculos durante el esfuerzo: correr, pelear o liberarse de una situación peligrosa. No habrá glucosa excedente después del período de estrés. Recuerda que la glucosa es la fuente principal de energía de todas las células del cuerpo. Hasta aquí todo va bien.

Cuando la situación de estrés es crónica o prolongada ocurre lo mismo (el cortisol bloquea la insulina con el consiguiente aumento de la glucosa en la sangre), pero a la vez impide la formación del glucógeno (reduce la reserva de glucosa del hígado) para generar más glucosa en la sangre. En este momento tenemos mucha glucosa circulando en nuestra sangre, pero no hay quien la transporte a las células, porque la insulina está disminuida por el aumento de cortisol. Por tal motivo, como la insulina está bloqueada, las células no reciben su principal fuente de energía (la glucosa) y sentimos hambre como señal de que debemos comer para recibir esta energía que requerimos.

En otras palabras, se mantiene mucha glucosa fuera de la célula pero no es efectiva porque no puede entrar en ella. Cuando necesitamos energía, debemos comer para conseguirla. Aunado a esto, ese exceso de glucosa en la sangre que no es utilizada termina depositándose en nuestro cuerpo en forma de grasa (tejido adiposo). Podríamos asegurar entonces que el estrés produce una sensación de hambre que genera un consumo de alimentos y calorías mayor de lo que el cuerpo necesita realmente. Así se inicia el proceso de engordar y acumular grasa.

Efectos en el cuerpo del cortisol elevado

Ya sabemos que al elevarse el cortisol aumenta la concentración de glucosa en la sangre, pero además aumenta la acumulación de grasa corporal, contribuye a desarrollar resistencia a la insulina, disminuye la densidad ósea (osteoporosis), destruye el tejido muscular (sarcopenia), aumenta la presión arterial e incrementa la susceptibilidad a infecciones, entre otras graves consecuencias para la salud.

Lo más importante que debes saber es que si tienes el cortisol elevado de forma crónica por estrés, aumentarás de peso irremediablemente, y como "valor agregado" obtendrás un sinnúmero de enfermedades y complicaciones, además de alteraciones en el control del apetito (como el hambre continua). Además, cuando tienes estrés lo que menos quieres es hacer ejercicio porque pierdes la disposición y "no tienes tiempo" (la mejor excusa que se ha inventado). Entonces dejas de quemar calorías extra y te refugias en la cama o el sofá, lo que contribuye a que aumentes de peso. La consecuencia más inmediata es la obesidad en sus distintos grados o variaciones.

¿Por qué deseamos carbohidratos cuando estamos ansiosos?

Existen dos eventualidades que hacen posible nuestra adicción a los carbohidratos (CBH, por sus siglas en inglés).

---

1. El cortisol se eleva (debido al estrés), la glucosa circulante aumenta y la insulina disminuye. Como consecuencia, la glucosa no puede entrar a la célula, ésta no obtiene la energía requerida y aumenta nuestro apetito, sobre todo por carbohidratos simples (chocolates, golosinas) ya que se absorben rápidamente y aportan energía inmediata. Al comer más calorías de las que gastamos, acumulamos más grasa y aumentamos de peso.

---

2. La serotonina o neurotransmisor del bienestar y felicidad (que nos permite mantener un estado de ánimo tranquilo, regula el sueño, el apetito y la tolerancia al dolor) disminuye cuando se eleva el cortisol, lo que trae como consecuencia insomnio, depresión, apetito descontrolado, compulsión para comer carbohidratos (sobre todo dulces) y agresividad, en algunos casos.

En la mañana, los niveles de serotonina se encuentran elevados, pero disminuyen hacia la media tarde, generando sensación de tristeza y un impulso adictivo o atracción hacia las harinas o dulces. ¿Entiendes ahora la ansiedad por comer dulces en la tarde? Comemos dulces en la tarde porque estamos buscando aumentar los niveles de serotonina para lograr una sensación de saciedad, tranquilidad y así atenuar el estado de nerviosismo y de ansiedad.

La consecuencia de estas dos eventualidades es la misma: apetito o hambre por carbohidratos simples, aumentamos el consumo de calorías y las almacenamos en forma de grasa. Resultado final: engordamos. ¡Por eso es que sólo la buena alimentación no basta! Necesitamos reducir los niveles de estrés y ansiedad que acumulamos a lo largo del día y que procuramos calmar con la comida.

¿Qué hacer si te sientes ansioso?

La clave para resolver la ansiedad es actuar inmediatamente.

- Habla y busca apoyo con un familiar, amigo de confianza o miembro de tu comunidad religiosa. Puedes unirte a grupos de autoayuda.

- Consulta con algún terapeuta de salud mental para resolver tus miedos, problemas y recibir entrenamiento en técnicas para el manejo de la ansiedad.

- Entrénate en diversas técnicas para mejorar el estado emocional: relajación, respiración, tai chí, yoga o meditación.

- Cuida tu cuerpo: come alimentos saludables, practica ejercicio regular para drenar el estrés.

- Practica actividades que te relajen, como ir a la playa o a una piscina, reunirte con amigos, planificar un viaje o practicar algún pasatiempo.

1. Determina qué te provoca el deseo de comer: identifica la situación que te hace buscar consuelo en la comida y distráete con alguna otra actividad que te resulte placentera.

2. Elimina todas las tentaciones a tu alrededor: si no lo tienes a mano, no puedes comerlo.

3. Mantén un adecuado consumo de proteínas en todas las comidas: te sentirás lleno durante el día y bajará tu ansiedad. Consulta con tu nutricionista, que podrá orientarte acerca de la cantidad apropiada para ti.

4. No te saltes ninguna comida en el día: debes mantener estable el nivel de azúcar en la sangre para disminuir la ansiedad y evitar los atracones de comida.

5. Realiza un desayuno completo y balanceado: si despiertas sin apetito y no desayunas, en la tarde la ansiedad se volverá incontrolable.

6. Elige carbohidratos complejos, como granos integrales (arroz y pasta integral, avena, quinua), batata, legumbres (frijoles) y vegetales; te ayudarán a sentirte lleno por más tiempo.

7. Aficiónate a las infusiones: manzanilla, tilo, valeriana, flor de Jamaica, entre otras, te ayudan a controlar la ansiedad por consumir azúcar.

8. Modera el consumo del café, té verde y bebidas energéticas: la cafeína en exceso provoca más nerviosismo o ansiedad. Toma un máximo de dos a tres tazas al día.

9. Duerme bien: un buen descanso nocturno en calidad y cantidad evita la aparición de estados de irritación y estrés.

Recuerda que una persona ansiosa, por cualquier problema, puede terminar atacando la nevera o la despensa. Hablar y drenar tus miedos puede ayudarte, pero no sustituye la atención que te puede brindar un especialista de la salud mental. No tengas miedo. ¡Gánale la batalla a la ansiedad!

Claves para liberarte de la ansiedad, la angustia y los pensamientos negativos

1. Acepta lo que sucede. Nos pasamos la vida preguntándonos por qué nos suceden las cosas, sin darnos cuenta de la energía que malgastamos en lamentos que no llevan a ningún lado. Las cosas suceden y punto: la relación no funcionó, fuimos traicionados, nos sacaron del trabajo, no nos invitaron a salir, no tenemos pareja, aumentamos de peso o perdimos en el juego. Debemos aceptar sin tratar de buscar el porqué. La interpretación de las cosas genera historias de culpa que nos torturan día y noche y nos hunden más en la tristeza. No podremos salir del pantano si le agregamos más y más lodo. Lo inteligente es aceptar, buscar ayuda para sanar la herida y ocuparnos de salir a flote, sin malgastar nuestra energía.

2. Cuenta tus bendiciones, agradece. Es la manera más efectiva de conectarnos a la felicidad todo el tiempo. La energía del agradecimiento es muy poderosa, porque atrae lo bueno a nuestras vidas. Siempre recomiendo confeccionar una lista de cosas por las que debemos agradecer a Dios, a la vida o a quien más nos guste. Porque cuando fracasamos en un objetivo, nos desmoralizamos y vemos todo negro, lleno de drama y de caos. Y resulta que no estamos viendo la foto completa sino sólo una esquina. El hecho de que hayamos fracasado en algo puntual no borra todo lo bueno que ocurre en nuestra vida. Y recordarlo a cada momento es importante.

3. Recuerda que estamos de paso por el mundo. Steve Jobs, fundador de Apple, dijo alguna vez que tener conciencia sobre la posibilidad de la muerte te ayuda a valorar y a darle más sentido a la vida, porque quieres transcender. La amenaza de muerte jerarquiza las cosas y distingue lo real de lo que no lo es, lo importante o trascendente de lo intrascendente.

4. Libérate mental y emocionalmente. Regresa a ti, a tu casa, ese cuerpo que Dios te regaló para cumplir tus sueños y ser feliz. Cuídalo como a un bebé, hazlo ligero, ágil y fuerte. Quítale las cargas pesadas que no le corresponden, elimina sus barreras y libéralo, para avanzar más rápidamente hacia tus metas. Tu cuerpo puede convertirse en tu mejor aliado o en tu peor enemigo.

Cerremos este tema de la ansiedad y la angustia aprendiendo una lección simple: la salud y el bienestar comienzan en el control de las emociones y los pensamientos. Una mente serena, optimista y creativa es el mejor gimnasio del mundo.

Hay gente obsesionada por tener un cuerpo perfecto por encima de lo que sea, y se olvida de su mente y sus emociones. Por eso tenemos mucha gente "bella" y "exuberante" pero infeliz, obsesiva y ansiosa abarrotando las consultas de los psiquiatras. Descansa, tómate las cosas con calma, medita, respira, haz yoga y ejercicios, haz una pausa, busca apoyo emocional y rodéate de gente positiva. Cuida tu mente, ya que es uno de tus bienes más preciados.

Una obra de arte surge de la visión del artista. Dentro de un bloque de mármol el hombre del arte ve figuras que nadie más puede ver. Y con esa visión, paciencia, técnica y destreza va convirtiendo un tosco trozo de piedra irregular en una escultura de inmensa belleza. Así debemos ser nosotros con nuestro cuerpo: visualizar cómo queremos desarrollarlo, con una mente serena, libre de miedos, ansiedades y angustias. Si trabajamos con un método y con optimismo y constancia, lograremos esculpir nuestros cuerpos. Pero recuerda siempre: la visión comienza en una mente serena que se respeta y quiere a sí misma.

¡Si controlas la ansiedad, tienes gran parte de la batalla ganada!

CAPITULO 14

Suplementos nutricionales: beneficios y riesgos

Cuida de tu cuerpo,
es el único lugar que tienes para vivir.
JIM ROHN

Con este capítulo entramos a un terreno polémico: los suplementos nutricionales, productos popularizados por el mercadeo farmacéutico, la llamada "sabiduría popular" y mucha audacia por parte de las personas que hacen recomendaciones de salud como quien arroja caramelos en una fiesta de niños. Parece que no hace falta un título, experiencia o certificación para convertirse en un "experto" en suplementación. Esto ha generado mucha desinformación, abusos de confianza, estafas e incluso daños a la salud por el mal uso de productos que "parecen seguros".

Los suplementos nutricionales son productos de origen natural con propiedades biológicas activas, que se consumen de forma oral con la intención de complementar la alimentación. Pueden contener vitaminas, minerales, hierbas, aminoácidos, concentrados, metabolitos, constituyentes, extractos, fármacos o una combinación de cualquiera de ellos. Su principal característica es que provienen de alimentos, contienen principios orgánicos y conservan todos los principios fundamentales activos, sin sufrir adulteración o modificación química.

Existen muchos productos en el mercado que aseguran reducir la grasa corporal, prolongar el rendimiento físico, aumentar la masa muscular y el metabolismo, generar energía, o disminuir el riesgo de enfermar.

Con la salud no se juega. Si el uso de suplementos nutricionales no es adecuado, puede ser delicado. Primero porque son productos OTC (*over the counter*) o de venta libre, por lo que todos pueden tener acceso a ellos. Segundo, porque no existe evidencia científica comprobada sobre la efectividad de todos los suplementos. Tercero, porque no todas las casas comerciales que los producen llevan un adecuado control de calidad y por último, pero mucho más importante, no todas las personas pueden tomarlos.

La Administración de Alimentos y Medicamentos de Estados Unidos (FDA, por sus siglas en inglés) ha encontrado casi 300 productos fraudulentos que son promocionados para reducir peso y aumentar la masa muscular, que contienen ingredientes ocultos o falsamente rotulados. Aprende a ser responsable con tu salud y aplica esta regla no negociable: antes de escoger cualquier suplemento, sea de origen natural o no, debes consultar con tu médico o nutricionista.

Bajar de peso, aumentar la masa muscular o mejorar el rendimiento físico

El peso de una persona depende de muchos factores, entre ellos, la genética, la alimentación saludable y la actividad física. El uso de suplementos puede ser de utilidad para cada caso en particular.

Hemos realizado una revisión seria y sistemática de los suplementos más utilizados para bajar de peso, aumentar masa muscular o mejorar el rendimiento físico. No pretendemos recomendar qué debes tomar, porque eso sólo debe hacerlo tu médico o nutricionista, pero te presentaremos una guía seria para orientarte.

Categorías de suplementos

Podemos clasificar los suplementos en las siguientes categorías:

I. Suplementos "aparentemente eficaces": la mayoría de los estudios de investigación en poblaciones relevantes mostraron su eficacia y seguridad.

II. Suplementos "posiblemente eficaces": se han realizado estudios iniciales acerca de las propiedades de estos productos pero se requieren más investigaciones para determinar cómo pueden afectar la salud y/o el rendimiento.

III. Suplementos "demasiado pronto para decirlo": pueden tener resultados beneficiosos pero no se han realizado suficientes investigaciones para apoyar su uso.

IV. Suplementos "al parecer ineficaces": carecen de un fundamento científico o han demostrado ser ineficaces.

Sólo es seguro consumir suplementos de la categoría I, porque son "aparentemente eficaces". Si estás interesado en probar los suplementos en la categoría II, "posiblemente eficaces", toma en cuenta que estos suplementos son más experimentales y que pueden arrojar resultados positivos o no. Evita el uso de suplementos de la categoría III, "demasiado pronto para decirlo", ya que no hay hasta el momento suficiente evidencia disponible sobre sus beneficios. No se recomienda el consumo de suplementos de categoría IV, "al parecer ineficaces", porque carecen de un fundamento científico suficiente para asegurar que aportan realmente algún beneficio. En cualquiera de los casos, recuerda que si deseas tomar alguno de ellos, debes consultar a tu médico.

A continuación te mostramos un cuadro con los suplementos más comunes.

Categoría	Para aumentar MC*	Para perder peso	Para mejorar RF*
Al parecer eficaz y generalmente seguro	• Ganadores de peso en polvo • Creatina • Proteína • Aminoácidos Esenciales (EAA)	• Efedra, cafeína y suplementos termogénicos que contienen salicina (efedra prohibido por la FDA)	• Creatina • Fosfato de sodio • Bicarbonato de sodio • Cafeína • B-alanina
Posiblemente eficaz	• Beta- hidroxi Beta- metilbutirato (HMB) • Aminoácidos de cadena ramificada (BCAA)	• Calcio • Té verde • Acido linoléico conjugado (CLA)	• EAA • BCAA • HMB • Glicerol
Demasiado pronto para decirlo	• a-cetoglutarato • Acido a-ketoiso-caproico • B-ecdysterone • Hormona de crecimiento • Péptidos y secretagogos • Ornitina y a-cetoglutarato •Aspartato de zinc / magnesio	• Gymnema silvestre (Chitosan) • Fostatidil Colina • Betaína • Coleusforskolina • DHEA: dehidroepiandrosterona • Nutrientes Psicotrópicos / Hierbas	• Triglicéridos de cadena media
Al parecer no efectivos y/o peligrosos	• Glutamina • Smilax • Isoflavonas • Sulfo-polisacáridos (inhibidores de la miostatina) • Boro • Cromo •Acidoslinoleicos conjugados (CLA) • Gama orizanol • Prohormonas • Tribulusterrestris • Sulfato de vanadio (vanadio)	• Piruvato de Calcio • Chitosan • Cromo (en los individuos no diabéticos) • Acido hidroxicítrico (HCA) • L-Carnitina • Fosfatos • Diuréticos herbales	• Glutamina • Ribosa • Inosina

*MC= Masa Muscular   *RF = Rendimiento físico

A continuación aparece una lista de los suplementos de uso comercial más frecuentes, aunque sólo nos enfocaremos en los grupos I y II.

A. SUPLEMENTOS PARA AUMENTAR LA MASA MUSCULAR

Suplementos "aparentemente eficaces"

Suplementos en polvo para aumentar de peso. Son preparados que permiten añadir calorías adicionales a la dieta. Se utilizan para aumentar la masa muscular. Las personas que quieran bajar de peso o que tengan un elevado porcentaje de grasa corporal deben evitarlos. Al aumentar de peso podrás incrementar la masa muscular, pero también la grasa, lo que puede no ser conveniente para todos. Se recomienda una dosis equivalente a 1 a 2 medidas (*scoops*) al día, según tus requerimientos de energía y nutrientes.

Creatina. Es un nutriente natural que se encuentra en alimentos de origen animal, muy efectivo para aumentar la capacidad de realizar ejercicios de intensidad elevada y aumentar además la masa muscular.

Las personas con enfermedad de los riñones, hipertensión arterial o diabetes mellitus no controlada o de larga duración deben evitarla. No la uses si tu objetivo es bajar de peso, porque el uso de creatina conduce a un aumento de peso, incrementando en algunos casos la masa muscular y la grasa. Se recomienda una dosis de 3 a 5 gramos después del entrenamiento con carbohidratos y/o proteínas. Los días que no entrenes, debes consumir la misma dosis con cualquiera de tus comidas.

Proteínas. Son preparados comerciales que ofrecen de una manera práctica la posibilidad de asegurar la cantidad y calidad de proteínas que necesitan algunas personas para satisfacer sus necesidades. En ningún caso constituyen un reemplazo de los alimentos. Las proteínas se clasifican según su tipo, su utilidad y sus beneficios en tres grupos: proteínas de suero lácteo o *whey*, proteínas de caseína y proteínas de soya.

Proteínas de suero lácteo o whey. Estas proteínas son de alta calidad, fáciles de digerir y ricas en aminoácidos esenciales, vitaminas y minerales, pero carecen de fenilalanina, glutamina, arginina y taurina, que son aminoácidos muy importantes para el desarrollo de funciones relacionadas con la actividad del cerebro y la formación de músculo. Algunos de sus beneficios son:

• Disminuye el hambre. La proteína del suero de leche te hace sentir mucho más satisfecho en comparación con los carbohidratos y las grasas.

• Mejora la recuperación muscular. Si consumes proteína de suero de leche después de una sesión de ejercicios te ayudará a reparar y reconstruir el tejido muscular. Además reduce la sensación de dolor y la fatiga que causa el entrenamiento.

• Ayuda a reducir la pérdida de masa muscular. A partir de los 40 años, comenzamos a perder masa muscular, sobre todo si no consumimos los niveles adecuados de proteínas de alta calidad.

Dosis: 1 a 2 medidas (*scoops*) al día, según tu requerimiento de proteínas. Se debe consumir 30 minutos antes o inmediatamente después del entrenamiento o con alguna merienda carente de proteínas.

El siguiente cuadro muestra los diferentes preparados proteicos que se presentan en forma de polvo de proteínas, proteínas concentradas y proteínas aisladas.

Tipos de *wheyprotein*	Poder de saciedad	Características	Tiempo de absorción
Proteína lactosérica (aislado de *whey* filtrado sin calor) Cantidad de *whey*: 90%	Saciedad: 100 Aminoácido: Leucina	La mejor para adelgazar ya que produce más saciedad. Proteínas del *whey* intactas. Agradable sabor	30 minutos - 1 hora
Concentrado de *whey*. Cantidad de *whey*: 89%	Saciedad: 96 Aminoácido: Glutamina	Proteínas intactas. Pequeña cantidad de lactosa	1 – 1.5 horas
Isolate (aislado de *whey* filtrado con calor) Cantidad de *whey*: 90%	Saciedad: 95 Aminoácido: BCAA	La más utilizada por los deportistas. Rica en Aminoácidos de cadena Ramificada (BCAA) Proteínas del *whey* casi completas	30 minutos - 1 hora
Hidrolizado de *whey*. Cantidad de *whey*: 77%	Saciedad: 73 Aminoácido: Lactoferrina	El mejor para bebés. Proteínas de *whey* ya digeridas	10- 30 minutos

Proteínas de caseína. Éstas representan entre el 75% y el 80% del total de las proteínas de la leche. Estos preparados son de absorción lenta, haciendo más sostenida y constante la disponibilidad de los aminoácidos aportados para la recuperación y formación muscular. Cuando se trata de aumentar la masa muscular son mejores que las proteínas de suero lácteo. Se recomienda una dosis de 1 a 2 medidas (*scoops*) al día, según tu requerimiento de proteínas. Se debe consumir antes de dormir o con alguna merienda carente de proteínas.

Proteínas de soya. A pesar de ser una fuente incompleta de proteínas (por ser de origen vegetal), se han obtenido preparados con proteínas de soya de altísima calidad que sí aportan proteínas completas y contienen elevadas cantidades de aminoácidos ramificados, glutamina y arginina. La proteína de soya es de fácil digestión y tiene poco contenido graso. Se utilizan muy frecuentemente como componente proteico en las fórmulas infantiles y constituyen una buena opción si tienes alergia a la proteína de la leche de vaca o intolerancia a la lactosa.

Las personas con enfermedad renal deben evitar las proteínas de soya. Se recomienda una dosis de 1 a 2 medidas (*scoops*) al día, según tu requerimiento de proteínas. Se debe consumir 30 minutos antes o inmediatamente después del entrenamiento o con alguna merienda carente de proteínas.

Hay que tener cuidado de no consumir dosis masivas de suplementos de aminoácidos y proteínas con el fin de aumentar la masa muscular, aunque muchos de los que dicen llamarse "expertos" así lo recomiendan. La realidad es que el factor que más interviene en el desarrollo de la masa muscular es el ejercicio. De otro modo, el exceso de proteínas se almacenará en forma de grasa, provocando aumento de peso y eventualmente daño renal.

Aminoácidos esenciales (EAA). Son preparados a base de los aminoácidos esenciales histidina, isoleucina, leucina, lisina, metionina, fenilalanina, treonina, triptófano y valina, es decir, aquellos que el organismo no puede sintetizar por sí mismo y que deben obtenerse de la dieta. Se deben consumir junto a carbohidratos inmediatamente después del ejercicio de fortalecimiento ya que mejoran la síntesis de proteínas, lo cual contribuye a aumentar la masa muscular.

A este grupo de aminoácidos pertenecen los aminoácidos de cadena ramificada (BCAA): isoleucina, leucina y valina, probablemente responsables del efecto positivo sobre la síntesis o formación de proteínas.

Las personas con enfermedad de los riñones deben evitar los aminoácidos esenciales. Se recomienda una dosis de 5 gramos después del entrenamiento o con alguna merienda carente de proteínas.

II. Suplementos "posiblemente eficaces"

Beta-hidroxi beta-metilbutirato (HMB). Es un compuesto que se obtiene a partir del aminoácido leucina. Parece resultar útil para evitar la destrucción de proteínas en el cuerpo, lo cual resulta positivo para aumentar la masa muscular y la fuerza en el entrenamiento, especialmente en las personas que apenas inician un plan de ejercicio. Sin embargo, parece no tener este efecto beneficioso de aumento de masa muscular en personas ya entrenadas.

Actualmente no se conocen efectos secundarios ni contraindicaciones. Se recomienda una dosis de 3 gramos 30 a 60 minutos antes del entrenamiento, o divididas en tres tomas de 1 gramo con comidas principales.

Aminoácidos de cadena ramificada (BCAA). Estos aminoácidos forman parte del grupo de aminoácidos esenciales (leucina, isoleucina y valina). Se encuentran de forma natural en las moléculas que el cuerpo utiliza para construir proteínas. Generan un "estado anticatabólico", es decir, disminuyen la destrucción de proteínas, por lo tanto ayudan a aumentar la masa muscular.

Las personas con enfermedad renal deben evitar estos aminoácidos. Consumir grandes cantidades de BCAA durante el ejercicio puede disminuir la absorción de agua en el intestino, lo que produce en algunos casos síntomas gastrointestinales desagradables (náuseas, cólicos, distención abdominal, flatulencias). Se recomienda una dosis de 5 gramos después del entrenamiento o con alguna merienda carente de proteínas.

Suplementos "aparentemente eficaces"

Efedra, cafeína y salicina. A estos suplementos se les conoce como *termogénicos* o *quemadores de grasa*; tienen la capacidad de aumentar el gasto de energía, estimulando el metabolismo y, como consecuencia, la disminución de peso. Normalmente contenían alcaloides de efedrina, cafeína y aspirina, salicina, calcio y fosfato de sodio, estimuladores de la tiroides (guggulsterones, L-tirosina, yodo). La pimienta y raíz de jengibre se usan dentro de algunos suplementos termogénicos ya que generan calor. Sin embargo, se ha prohibido la venta de efedra porque se le relaciona con complicaciones médicas graves: presión arterial alta, ritmo cardíaco elevado, arritmias, muerte súbita, entre otros. Por lo tanto, ha sido reemplazada con la sinefrina y el té verde.

Las personas con enfermedad cardiaca conocida, hipertensión arterial o con antecedentes familiares de padecerla deben evitar estos suplementos. Estos suplementos deben ser utilizados bajo supervisión médica y no exceder las dosis recomendadas. Se recomienda una dosis de 50 a 100 mg de cafeína al día.

Suplementos "posiblemente eficaces"

Calcio. El calcio es un mineral presente en muchos alimentos de nuestra dieta. Participa en la formación y mantenimiento de los huesos y los dientes, transmisión de impulsos nerviosos y coagulación sanguínea. El calcio parece intervenir en el metabolismo de las grasas y promover significativamente la disminución de peso.

Las personas con enfermedad renal por diversas causas deben evitar el uso excesivo de estos preparados. Ingerir una gran cantidad de calcio durante un período de tiempo prolongado eleva el riesgo de cálculos renales en algunas personas. Se recomienda una dosis de 800 a 1000 mg de calcio al día o llevar una dieta rica en calcio (1200 a 1300 mg al día).

Té verde. El té verde es un preparado comercial (cápsulas, polvo, infusiones) a base del extracto de la planta del té (*Camellia sinensis*). Contiene altas cantidades de cafeína, polifenoles y catequinas que aumentan el gasto de energía, estimulando el metabolismo, y de esta manera ayudan a disminuir de peso. Además los polifenoles y catequinas del té verde tienen propiedades antioxidantes que se han asociado con la reducción del riesgo de enfermedad cardiovascular.

Las personas con diagnóstico de enfermedades cardíacas, gastritis, úlcera, esofagitis, colon irritable, hipertensión arterial, anemia, hepatitis, ansiedad e insomnio no deben tomar té verde. Quienes sí pueden tomarlo no deben excederse de tres tazas por día. También se recomienda una dosis de 90 a 270 mg de epigalocatequina galato al día (polifenol del té verde).

Ácido linoleico conjugado (CLA). Es un ácido graso esencial ligeramente modificado que parece disminuir notablemente la acumulación de grasa corporal debido a su aparente capacidad para mejorar la acción de la insulina a nivel músculo-esquelético. De esta manera, la insulina logra que las células musculares capten glucosa y aminoácidos, en lugar de ser utilizados como reserva de energía (grasa corporal). No se conocen efectos secundarios ni contraindicaciones para este ácido. Se recomienda una dosis de 3 a 4 gramos al día.

L-CARNITINA. La L-carnitina se encuentra en la categoría "al parecer ineficaces". No estamos de acuerdo en clasificarlo como suplemento para bajar de peso. Tampoco es un "quemador de grasa" como se le llama coloquialmente.

La carnitina o L-carnitina es una molécula presente en los alimentos de nuestra dieta (principalmente carnes rojas). Se le clasifica como un nutriente no esencial porque se produce en el cuerpo. Sin embargo, debido a su pérdida en los alimentos por los procesos de cocción y preparación, se desconoce el contenido total que obtenemos.

Su función principal es la de servir como transportador de ácidos grasos de cadena larga desde el espacio que se encuentra en las células (citosol) hasta la mitocondria celular (estructuras encargadas de suministrar la mayor parte de la energía necesaria para la actividad celular). Los ácidos grasos son utilizados como fuente de energía y la mitocondria es la encargada de "quemarlos" para obtener esa energía para la contracción muscular.

Se ha pensado que grandes cantidades de L-carnitina en la célula pudieran mejorar el transporte de más grasas a la mitocondria y así utilizarla como fuente de energía. En otras palabras, ayudarían a la quema de grasa. Sin embargo, la mayoría de las investigaciones concluyen que suplementar la dieta con L-carnitina no muestra ningún efecto sobre la concentración de L-carnitina en la célula, por lo tanto la hipótesis no se sostiene. Si no contribuye a la quema de grasa, entonces su utilidad queda descartada para la disminución de peso o para mejorar la composición corporal.

El uso y las hipótesis acerca de este suplemento se han desplazado hacia otra corriente. Hay evidencias recientes que indican que suplementar la dieta con L-carnitina durante períodos de entrenamiento intenso podría ayudar a aumentar el gasto calórico de la persona, contribuyendo así a la disminución de peso.

No se conocen efectos secundarios ni contraindicaciones especiales del consumo de L-carnitina.

C. SUPLEMENTOS PARA MEJORAR EL RENDIMIENTO FÍSICO

Suplementos "aparentemente eficaces":

Agua y bebidas deportivas. Son bebidas comerciales que aportan típicamente sal (sodio), electrolitos y carbohidratos en cantidades apropiadas. El reemplazo de electrolitos, especialmente sodio, ayuda a reponer la pérdida de sudor, mantener la sensación de sed para estimular el consumo de líquidos y disminuir su expulsión natural a través de la orina, facilitando el período de rehidratación. Además estas bebidas mejoran el rendimiento durante el ejercicio debido a su contenido de carbohidratos,.

Las personas que desean bajar de peso deben evitar el uso excesivo de estas bebidas que contienen carbohidratos (del 6% al 8% aproximadamente, dependiendo de la marca), ya que puede ocasionar problemas en el balance de energía, dificultando la disminución de peso. Se recomienda una dosis de 500 a 1000 mL por cada hora de entrenamiento después de la primera hora.

Prevenir la deshidratación durante el ejercicio es una de las claves para mantener el rendimiento físico, especialmente en ambientes calientes y húmedos. Uno de los esquemas de hidratación más recomendado es consumir 500 mL (2 vasos) de líquido 2 horas antes del ejercicio, tomar cada 15 minutos de 150 a 350 mL de líquidos o, dependiendo del sudor, tomar después del ejercicio 500 mL por cada 1.1 libras (0.5 kg) de peso que se ha disminuido.

Cuando el ejercicio es de intensidad baja o moderada, se realiza durante menos de una hora o se practica en climas poco exigentes, consumir agua puede resultar apropiado. Sin embargo, al hacer ejercicios de alta intensidad, durante más de una hora o en climas agotadores, lo ideal es recurrir a las bebidas deportivas.

Creatina. Anteriormente mencionamos que la creatina es uno de los mejores suplementos disponibles para aumentar la masa muscular y la fuerza durante el entrenamiento, pero es incluida en esta categoría (suplementos "aparentemente eficaces") porque aporta beneficios al mejorar la capacidad física al realizar ejercicios de alta intensidad, ejercicios intermitentes, ejercicio por intervalos, en circuitos y los que involucren correr o carreras de velocidad.

Se recomienda una dosis de 3 a 5 gramos después del entrenamiento con carbohidratos y/o proteínas. Los días que no entrenes, puedes consumir la misma dosis con cualquiera de tus comidas.

Bicarbonato de sodio. Este preparado comercial se usa con diversos fines, incluso para recetas en la cocina. Se le conoce como el "antiácido natural". Durante los ejercicios de alta intensidad, el ácido ($H+$) y el dióxido de carbono (CO_2) se acumulan en el músculo y la sangre. Una de las formas naturales del organismo para deshacerse de estas sustancias es amortiguar con iones de bicarbonato, para que puedan ser eliminados a través de la respiración. De esta manera, el bicarbonato de sodio contribuye a disminuir la acidez durante el ejercicio de alta intensidad, lo que mejora la capacidad de respuesta al ejercicio especialmente en actividades con repeticiones o intervalos de alta intensidad, ejercicios de 1 a 7 minutos de duración o competencias deportivas prolongadas con altas intensidades de 30 a 60 minutos de duración.

Las personas con enfermedades gastrointestinales deben evitar este preparado ya que frecuentemente causa reacciones como cólicos, diarrea, distensión abdominal.

Se recomienda una dosis de 0.3 gramos por cada kg de peso corporal. Ejemplo: un adulto de 70 kg debe consumir de 2 a 4 gramos, 60 a 90 minutos antes del ejercicio.

Cafeína. La cafeína es una sustancia que se encuentra en ciertas plantas, como la del café, té, cacao y nueces de cola, que actúa como estimulante del sistema nervioso central y diurético (ayuda al cuerpo a eliminar líquidos).

La cafeína parece tener un efecto positivo en el gasto de energía y la disminución de peso y grasa corporal. Este suplemento parece mejorar la capacidad que tiene el cuerpo de utilizar los carbohidratos como fuente de energía durante el ejercicio, por lo tanto, de mejorar la capacidad de entrenamiento en ejercicios de resistencia.

Las personas con diagnóstico de enfermedades cardiacas, gastritis, ulcera, esofagitis, colon irritable, hipertensión arterial, anemia, hepatitis, ansiedad e insomnio deben evitar el consumo de cafeína. ¡No excedas las tres tazas por día!.

Se recomienda una dosis de 3 a 6 gramos por cada kg de peso corporal, por día. Ejemplo: 210 a 420 mg por día para un adulto de 70 kg.

Beta-alanina. La beta-alanina es un aminoácido que se sinte-tiza en el hígado y proviene en gran medida de la dieta (pollo, pavo y otras aves). Aumenta las concentraciones de carnosina en los músculos, logrando disminuir la acidez muscular producida durante el ejercicio intenso (responsable de la fatiga muscular). Por lo tanto, mejora la fuerza, la resistencia anaeróbica y el desempeño, principalmente en entrenamientos con intervalos de gran intensidad y deportes de resistencia.

No se conocen efectos secundarios ni contraindicaciones especiales para su uso. Se recomienda una dosis de 3 a 6 gramos al día.

Suplementos "posiblemente eficaces":

Aminoácidos esenciales (EAA). Anteriormente mencionamos que consumir EAA junto a carbohidratos inmediatamente después del ejercicio de resistencia mejora la síntesis de proteínas, lo que promueve el aumento de masa muscular. Pero además se incluye en este grupo porque mejora la adaptación al ejercicio.

Se recomienda una dosis de 5 gramos después del entrenamiento o con alguna merienda carente de proteínas.

Aminoácidos de cadena ramificada (BCAA). Además del efecto positivo sobre la disminución de la destrucción de proteínas y el aumento de la masa muscular, estos aminoácidos se asocian con una mejora en la percepción psicológica de la fatiga muscular, lo cual influye favorablemente en el rendimiento físico.

Se recomienda una dosis de 5 gramos después del entrenamiento o con alguna merienda carente de proteínas.

Beta-hidroxi beta-metilbutirato (HMB). Este suplemento parece evitar la destrucción de proteínas, lo que resulta positivo para aumentar la masa muscular y la fuerza, particularmente en las personas que inician un plan de ejercicio. Esto también influye positivamente en la adaptación inicial a la actividad, mejorando el desempeño a la hora de entrenar.

Se recomienda una dosis de 3 gramos 30 a 60 minutos antes del entrenamiento o divididas en tres tomas de 1 gramo con tus comidas principales.

Mantener una nutrición sana y balanceada, una rutina de ejercicios acorde a tu capacidad y un descanso adecuado son las piedras angulares para bajar de peso, aumentar la masa muscular, mejorar el rendimiento y las adaptaciones al ejercicio. El uso de suplementos puede ayudar a alcanzar los objetivos, pero no reemplazar ninguno de estos factores.

Recuerda, los "suplementos, suplementan", es decir, complementan o refuerzan procesos químicos preexistentes en nuestro cuerpo. Son elementos que buscan catalizar, acelerar o retrasar procesos naturales. No puedes abusar de ellos, ni pretender usarlos como sustitutos de las vitaminas y los nutrientes que tienen los alimentos en su estado natural. Piensa que los "suplementos" son como esos aditivos que se le agregan al motor de un vehículo: están hechos para mejorar alguna función, nunca para reemplazar la gasolina. No olvides nuestra regla no negociable: antes de escoger cualquier suplemento, sea de origen natural o no, debes consultar con tu médico o nutricionista. ¡Con la salud no se juega!

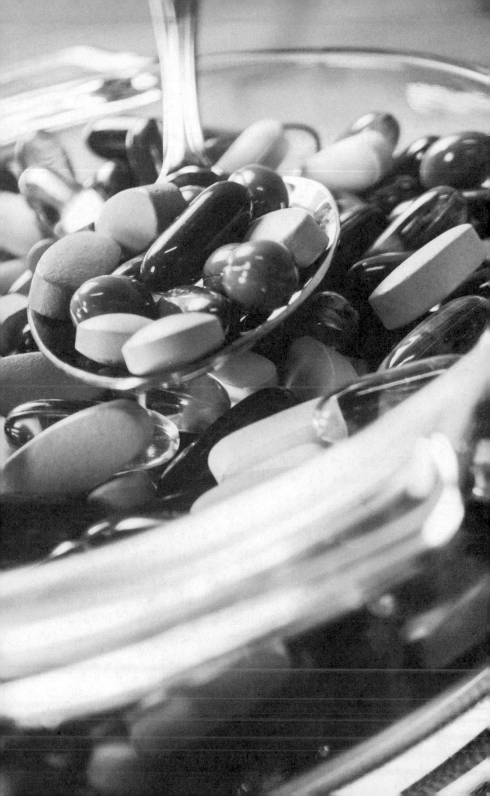

CAPITULO 15

Cocina mejor

La cocina es un lenguaje mediante el cual se puede expresar armonía, creatividad, felicidad, belleza, poesía, complejidad, magia, humor, provocación, cultura.

FERRAN ADRIÀ

Lamentablemente, la mayor parte del tiempo estamos apurados. Son muy pocas las personas que disponen o dedican tiempo suficiente a la cocina. Pero cocinar con respeto por el cuerpo y los ingredientes es un proceso maravilloso que beneficia a todos los participantes. La cocina es un espacio libre para crear, un laboratorio de la salud y la vida.

En este capítulo aprenderás técnicas básicas pero adecuadas para lograr buenos resultados en tu nueva cocina saludable. Muchas veces cometemos errores, gastamos ingredientes en exceso o caemos en trabajos tediosos o laboriosos, que serían mucho más fáciles de sobrellevar si contáramos con unos cuantos aparatos de buena calidad.

Para tener una cocina divertida debes equiparte bien. Si no cuentas con presupuesto suficiente, no importa, esto es un maratón, no una carrera de velocidad, así que puedes ir adquiriendo poco a poco lo que necesitas. Compra los implementos de uno en uno, poco a poco, pero jamás sacrifiques la calidad por el precio. Es preferible comprarte un utensilio de cocina de una marca de calidad certificada, que te pueda durar muchos años, a caer en las trampas de mercadeo comprando artículos innecesarios que terminarás desechando a los pocos meses. Si quieres

aprender a cocinar de forma saludable y fácil, te sugiero que
adquieras estos utensilios que son esenciales para aprovechar
el tiempo y disfrutar de la cocina.

• Sartenes y moldes antiadherentes. Son los mejores aliados
de la cocina baja en grasa. Nos permiten saltear, hornear y rehogar
alimentos sin que se peguen al fondo.

• Una licuadora de alta potencia. Permite hacer licuados, jugos,
smoothies, purés, sopas, cremas, salsas, entre otras cosas.

• Un procesador de alimentos. Complementará las funciones
de cortar, triturar, picar, montar, rallar, batir y mezclar.

• La batidora clásica o ayudante de cocina. Mediante sus
velocidades y distintos accesorios, la batidora puede funcionar
para repostería o masas, y hasta funcionar como un molino
de carnes o un rallador de verduras.

• Una buena tabla para cortar los alimentos. Proporciona una
superficie plana, lisa, homogénea, amplia y segura para cortar
los alimentos.

• Tres cuchillos de calidad. El cuchillo de chef, de 7 u 8 pulgadas, el
cuchillo de oficio o puntilla y el de sierra para pan. Con éstos puedes
preparar los mejores platos.

• Las tazas y cucharas de medidas. Estos utensilios son necesarios
para poder tener las medidas exactas y el control de las porciones.

• Envases herméticos con tapa. Estos envases son útiles
para separar las porciones de los diferentes menús que elabores
para la semana y almacenarlos adecuadamente.

• Un dosificador o un aerosol para el aceite. Ésta es la manera
más inteligente de usar la menor cantidad de grasa que
requiera cada receta.

Técnicas de cocina para evitar calorías

Saltear. El salteado es una de las técnicas más utilizadas. Consiste en cocinar y dorar rápidamente un producto en una sartén antiadherente utilizando una mínima cantidad de grasa. Lo importante es mantener un equilibrio entre el tamaño de la sartén, la cantidad del producto y la intensidad del fuego o calor de la hornilla. Si el calor no es suficientemente alto, cocerá el producto en vez de saltearlo. Esto también puede suceder si la cantidad de producto es mucha o el tamaño de la sartén es muy pequeño. No recomendamos más de una cucharadita de aceite por porción de alimentos que se va a preparar.

Cocinar al vapor. Para aplicar esta técnica se necesita una vaporera que se coloca sobre una olla o un *wok*. Permite la cocción de los alimentos y conservar su sabor, textura crocante y una mayor cantidad de sus nutrientes y vitaminas. Excelente fórmula para los vegetales y pescados. No requiere uso de aceite, por lo que te ahorrarás muchas calorías.

Hervir los alimentos. Esta técnica puede ser una de las más comunes y fáciles. Se trata de introducir los alimentos crudos en un líquido (normalmente agua) y cocerlos hasta llegar al punto de ebullición, manteniendo la temperatura alta durante el proceso. No requiere uso de aceite, por lo que evitarás algunas calorías.

Hornear. El proceso de meter al horno los alimentos para asarlos o cocerlos. La cocción se realiza por medio de la transferencia de calor seco en el horno, sin la mediación de ningún líquido, salvo el que se genere del propio alimento. La cantidad de aceite que se requiere es nula.

Saltear al *wok*. El *wok* es una sartén redonda con fondo abombado generalmente de acero, hierro o aluminio, ampliamente utilizada en la cocina asiática. En el *wok* se saltean los alimentos de manera muy rápida, pero se necesita un fuego o llama de gran potencia, ya que su principal característica es la formación de una zona de calor intenso que permite cocinar los alimentos utilizando poca grasa y manteniendo su textura crocante gracias a la cocción veloz.

Asar a la parrilla. Los alimentos, particularmente las carnes, adquieren un sabor especial al estar en contacto con la parrilla, que se coloca sobre el fuego. El proceso de dorado permite una cocción lenta que garantiza que el interior quede perfectamente cocido y jugoso.

El mundo de la cocina es realmente maravilloso y tenemos mucho que aprender. Si dispones de tiempo para inscribirte en un curso básico de cocina saludable aprenderás muchas más técnicas para sacarle provecho a cada uno de tus platos. Comer no tiene por qué ser aburrido ni rutinario. Si comes lo mismo cada día, te aseguro que no pasarás más de quince días en tu nuevo plan nutricional y no querrás saber nada más de una alimentación sana.

Recuerda que para lograr un peso saludable lo más importante es el "buen comer", hacerlo con inteligencia y mesura, sin sacrificar el sabor, sin dejar de ser feliz, compartir con los que quieres o disfrutar la vida.

En estos cinco capítulos te entregamos los medios que necesitas para lograrlo. Ahora te daremos toda la motivación que necesitas y te enseñaremos a proyectar la ruta para que jamás te pierdas.

¡Prepárate para entrar a la mejor parte de este libro!

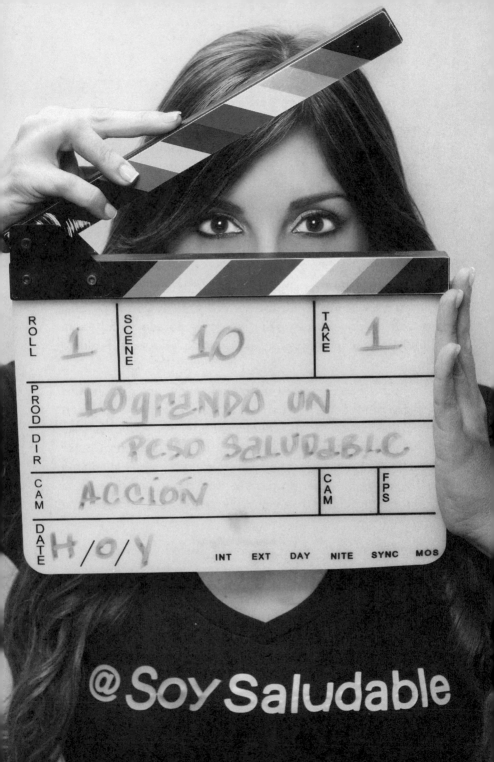

CUARTA PARTE

¡ACTÚA YA!

CAPITULO 16

De la intención a la acción

Un viaje de mil millas comienza
con un pequeño primer paso.
LAO TSÉ

A lo largo de este libro hemos compartido contigo información científica y algunas técnicas y habilidades básicas para trazar un mapa del camino que vamos a recorrer juntos. Te hemos dado un kit de herramientas para alcanzar un peso saludable y cambiar tu vida. ¿Crees que el simple conocimiento de esta información te da poder? Lamento decirte que no, o al menos que no es suficiente para lograr el cambio deseado.

El conocimiento es poder en potencia. Podrías saberte de memoria este libro, podrías entenderlo todo, podrías estar dispuesto a todo, pero si no actúas, si no te mueves, si no sales de tu zona de confort, jamás obtendrás resultados. Por ejemplo, puedes saber que una torta de chocolate aporta 400 calorías y que seguramente saboteará tu esfuerzo para lograr un peso saludable, pero si no le puedes decir que no y dejarla en la nevera o la mesa, no lograrás tu meta. Puedes saber que entrenar una hora diaria es bueno para ti, pero si no vas al gimnasio o al parque a ejercitarte con fuerza y disciplina, no lograrás tu meta de alcanzar un peso saludable.

Un 50% del éxito es tener el conocimiento y las ganas de cambiar tu vida. El otro 50% es poner en práctica las actividades necesarias para lograrlo, de forma constante. No es fácil.

Si fuera fácil todo el mundo lo haría. Por eso digo que el conocimiento es poder en potencia. Porque si no ejecutas tu intención, quedará todo en la nada.

¿Fuerza de voluntad o un motivo fuerte y poderoso?

¿Cuántas veces nos hemos propuesto bajar de peso en Año Nuevo y terminamos abandonando la resolución a las pocas semanas? ¿Cuántas veces has intentado cambiar tu vida sin avanzar ni un paso? O peor aún, avanzas, logras algo, luego te paralizas, te olvidas de todo y retrocedes, para hundirte en el desencanto o las evasivas. ¿Qué es lo primero que te dices a ti mismo, con tristeza y culpa, cuando fallas en tu propósito de comer bien o hacer ejercicio? Sí, eso mismo, te reprochas mentalmente acusándote o declarando que "no tienes fuerza de voluntad". Y luego te preguntas, ¿cómo obtengo esa fuerza? Y te sientes desdichado porque la vida no te dotó de suficiente fuerza de voluntad. Es increíble que siempre le endosemos a la falta de fuerza de voluntad toda la responsabilidad de lograr un cambio.

Tengo que decirte que esa tan deseada y admirada fuerza de voluntad no es suficiente para dar el salto hacia un peso saludable. Es hora de encontrar un motivo o razón que te mueva a buscar ese resultado. Si tienes una causa o motivo suficientemente estimulante, el cómo no importa. Este motivo te va a impulsar con más fuerza y por más tiempo, de forma sostenida, que la simple fuerza de voluntad aplicada en un momento dado. El motivo permanece y, si es suficientemente sólido y gratificante para ti, nada podrá derrumbarlo

Si tu porqué es lo suficientemente fuerte, te empujará a ejercitarte con pasión y compromiso, te impedirá sucumbir ante un postre, te recordará que sí puedes, te hará creer en ti y comenzarás a mirarte en el espejo de forma diferente, para darte cuenta de que esa persona que ves reflejada no es la persona que eres, sino el pasado de la persona en la que te convertirás. Lo que hagas a partir de hoy es lo que se verá reflejado en tu futuro.

¿Ya tienes tu motivo? ¿No? Entonces lo primero que haremos es establecerlo. Respóndete las siguientes preguntas. ¿Qué es lo suficientemente importante para que me mueva? ¿Por qué quiero adelgazar? ¿Para qué quiero verme bien? ¿Cómo me veo en el futuro? ¿Qué quiero lograr? ¿Adónde quiero llegar?

Busca motivos lo suficientemente sólidos y permanentes. Evita motivos tontos, efímeros o que sólo son para complacer o agradar a un tercero. Si tu motivo es lucir divina en un vestido para el matrimonio del mes que viene, o mostrarle a tu expareja lo que se perdió, cuando termine la fiesta o cuando deje de interesarte tu ex, echarás todo por la borda. Enfócate en cosas trascendentales y duraderas que te generen un bienestar a ti como persona, no a lo que las personas puedan pensar de ti. Visualízate en el futuro radiante que te deseas a ti mismo.

Una de las cosas que me llevó a construir mi lista de motivos fue que había perdido la capacidad de disfrutar la vida. Pesaba 198 libras (90 kg) y me escondía en ropas holgadas y chaquetas, no me emocionaba salir ni conocer a nadie, me refugiaba en el trabajo, mis relaciones eran un fracaso, sufría de depresión y ataques de pánico, no quería ir a la playa para que no me vieran en traje de baño. Quería ser invisible en el mundo, pero soñaba con cambiar mi vida.

Un día decidí hacerlo y la primera medida fue construir mi propia lista de motivos: quiero mantenerme siempre delgada, activa y enérgica; quiero un cuerpo fuerte y una mente serena;

quiero alejar las enfermedades; quiero ser ejemplo y modelo
para mis hijos; quiero comer sin culpa ni remordimientos; quiero estar lúcida y valerme por mí misma hasta el último día de mi vida; quiero disfrutar de una pareja sin complejos; quiero salir
con amigos y divertirme; quiero sentirme segura y a gusto con
mi cuerpo; quiero bañarme sin pareo en la playa; quiero ponerme unas botas altas; quiero lucir un pantalón blanco; quiero ser
feliz por el resto de mi vida; quiero vivir más y mejor.

Haz una pausa en este momento. Comienza tu lista de motivos ahora y cuando la termines, regresa al libro.

Ahora que ya tienes la lista de motivos que necesitas, recurre
a ella tantas veces como puedas, léela cada mañana y cada noche, visualízate en ese estado ideal que aspiras tener. Mantente
conectado. Escríbela en el celular o en el espejo, colócala en un
lugar que veas a diario. Es tu causa, tu sueño, tu porqué. Ésta es
la mayor fuerza que necesitas para lograrlo.

Mírate al espejo

Mírate ahora mismo al espejo. Es importante que entiendas
que tu peso y la manera en la que tú te ves en el espejo influyen
en tu autoconfianza, tu sonrisa y tu actitud ante la vida. Si tienes
sobrepeso, quizás te sientas pesado, lento, fatigado, sin energía,
poco saludable, poco atractivo, poco elegante, algo torpe o lento,
deprimido o triste. Quizás tengas baja autoestima, inseguridad
o te limitas socialmente. Lo que sí te aseguro es que, si tienes
sobrepeso, tendrás un mayor riesgo de enfermar y morir por
cualquier causa. Además se reduce tu vida útil, afecta a tu calidad de vida e incluso puedes reducir tu esperanza de vida hasta
en diez años. Debes hacer algo inmediatamente.

Si adelgazas, seguramente te sentirás mejor, más atractivo, ligero y ágil, rendirás mejor en tu trabajo, sentirás más energía, crecerá tu autoconfianza, proyectarás más seguridad, mejorarán tus relaciones personales. Tu vida en general será mejor y te ahorrarás un sinnúmero de enfermedades. Todo será más fácil y alegre. ¿Cuál de los dos escenarios te gusta más?

Debes entender que el trozo de pastel que te comas hoy, no hacer tiempo en tu agenda para ir a entrenar o dejarte sabotear por estúpidas excusas, no te afecta sólo hoy, sino también mañana. En primer lugar, estás derrumbando tu compromiso contigo mismo, estás rompiendo tu palabra y tus ganas de ser feliz y saludable. Estás perdiendo tu integridad. Si dijiste que querías cambiar tu vida para siempre, por qué caes entonces ante la tentación de un postre cada vez que estás frente a él. ¿Qué tan dispuesto estás a cambiar y a buscar una vida mejor? ¿Qué tan dispuesto estás a lograr la mejor versión de ti mismo?

Cada vez que te ofrezcan una comida alta en calorías o te asalte la pereza para hacer ejercicio, piensa en tus motivos, busca esa lista de poder. Eso puede ayudarte a mantenerte enfocado, empujarte hacia delante y apartarte de los sabotajes, para así alcanzar tu meta de un peso saludable.

Recuerda: ¡no hay postre que sepa tan bien como mirar en el espejo el cuerpo que siempre soñaste!

Tu cuerpo es más importante de lo que crees. Tu peso condiciona tu salud y tu felicidad, influye en tu futuro y en el de tus hijos. Cada acción que tomes hoy influirá mucho más allá de lo que ves. Yo tomé la decisión de cambiar mi cuerpo y cambié además el futuro de mis hijos, decidí adelgazar y ellos también lo hicieron. La palabra convence, pero el ejemplo arrastra. Si decides cambiar, todo tu entorno cambiará.

Compromiso e integridad

Compromiso es la acción que tomas cuando la emoción que te embargó en el momento en que tomaste la decisión haya pasado, y te quedas sólo con tu palabra. La Real Academia Española lo define como "obligación contraída" y "palabra dada". Y la *integridad personal* es la condición de un individuo educado, honesto, que tiene control emocional, que tiene respeto por sí mismo y por los demás, que es responsable, disciplinado, directo, puntual, leal, pulcro y que tiene firmeza en sus acciones, por lo tanto, es atento, correcto e intachable.

Cada vez que fallas en tu alimentación saludable o dejas de entrenar, simplemente no estás cumpliendo con tu palabra y pierdes tu integridad. Retrocedes. Debes llevar a cabo tus propósitos porque dijiste que lo harías.

Para mantener tu integridad, debes vivir de acuerdo a principios y no sentimientos, porque detrás de tus principios hay una promesa, pero los sentimientos, en cambio, son frágiles y cambiantes. Me explico: a casi nadie le gusta levantarse temprano, hacer dieta, dejar de comer dulces o ir al gimnasio. Si escuchas tus sentimientos, puedes sabotearte y decirte: hoy no tengo ganas de cuidar lo que como, estoy ansioso, me merezco este dulcito, me viene la menstruación, hoy no quiero entrenar, estoy muy cansado, triste o deprimido, en la tarde voy al gimnasio, entre muchas otras excusas que sólo se traducen en autosabotaje.

En cambio, si vives de acuerdo a principios, no te importarán los obstáculos, lo vas a lograr porque tú cumples con tu palabra y eres íntegro. Punto. Cuando vives de acuerdo a tus principios, siempre conseguirás un resultado. En cambio, si vives a partir de los sentimientos, siempre encontrarás una buena excusa para no hacerlo. Tus principios y valores te protegen de ti mismo.

CAPITULO 17

Crea tus hábitos durante veintiún días

La motivación es lo que te ayuda a empezar.
El hábito te mantiene firme en tu camino.
JIM ROHN

Los seres humanos somos lo que hacemos repetitivamente, somos criaturas de hábitos. Se necesitan veintiún días para crear nuevos hábitos, como por ejemplo, comer saludable, ir al gimnasio, irse a la cama temprano, asistir a clase de yoga. Todo lo que hagas durante veintiún días seguidos da resultados porque se queda grabado en ti.

Darren Hardy cuenta en su libro *The Compound Effect* esta fabulosa historia: "Un maestro y su pupilo van a un jardín. El maestro le pide al discípulo: anda y saca una rama de 10 cm de alto y el niño sin mucho esfuerzo la saca. Luego el maestro le dice: ahora anda y saca una rama más alta, de 30 cm de alto. El niño con un poco más de esfuerzo va y saca la rama. Muy bien, dice el maestro, ahora ve y saca un arbusto. El niño fue a sacar el arbusto, pero esta vez tuvo que usar piedras, palos, una pala y logró sacar el arbusto, pero con mucha dificultad. Por último, le dice el maestro, ve ahora y saca un árbol completo, a lo que el niño le replica: no puedo. Y él le dice: Hijo, esto es exactamente lo que hacen los hábitos en tu vida: cuanto más viejos sean y más raíces tengan, más difícil será sacarlos. Trabaja tus hábitos y haz que tus raíces crezcan en hábitos positivos. Elimina de cuajo los hábitos negativos".

Nuestra mente es un campo abierto. Debes plantar hábitos positivos y sacar los negativos: eres tu propio jardinero. Si no cuidas tu mente, si no cultivas tus campos, no irás a ningún lado, y si dejas que la hierba mala se meta en tu campo, no lograrás tus objetivos.

Enfócate. Se necesitan sólo noventa días para lograr un cambio radical. Durante los primeros treinta días sólo tú ves los cambios. A los sesenta días tus amigos y familiares ven el cambio, pero a los noventa días todo el mundo ve los cambios. Simple. Noventa días de sacrificio por una vida de triunfos, salud y fuerza.

Alcanzar nuestras metas depende de nuestro esfuerzo diario. No hay una fórmula secreta para alcanzar el éxito de un día para otro. Toda gran victoria es la consecuencia de muchas pequeñas batallas ganadas. Una vez que tienes el conocimiento, con paciencia y esfuerzo puedes comenzar hoy una serie de pasos que te llevarán a disfrutar del éxito en cualquier área y momento de tu vida.

Cree en ti: lograrlo es sólo cuestión de tiempo. Anthony Robbins, autor y gran orador que motiva la autoayuda, durante mucho tiempo ha enseñado en sus libros y seminarios el "ciclo del éxito" y lo ilustra con un diagrama circular de cuatro pasos.

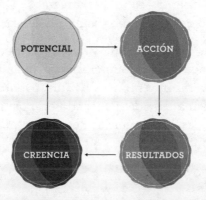

El paso 1 es tu potencial, o sea, tu capacidad natural (dada por Dios) para tener éxito en una tarea en particular. Todos tenemos puntos fuertes y puntos débiles innatos. La clave del éxito no consiste en eliminar tus puntos débiles, sino en potenciar tus puntos fuertes. El paso 2 es la acción. Si sabes que tienes grandes habilidades, debes comenzar a actuar. Cuando actúas, simplemente obtienes resultados (paso 3). Y esto es lo mejor: los resultados determinan e incrementan constantemente tu nivel de creencia en ti mismo (paso 4) y la certeza de que puedes tener éxito en el futuro.

Se trata de lograr esa certeza absoluta que te hace aprovechar tu potencial, tomar acción, obtener grandes resultados y así reforzar tu creencia y hacerla aún más fuerte. El círculo nunca termina. Esto es lo que hace a alguien una estrella en cualquier cosa.

Creer en ti es lo más importante que te puede ocurrir en la vida, y por aquí se comienza. Debes decirte cada día el peso que quieres tener, la figura y el cuerpo que sueñas, visualizar cada meta en detalle y vivir en el presente como si ya las hubieses cumplido. Es importante repetirlas cada día en la mañana y en la noche, porque la repetición sistemática lleva a la creencia.

Cuando tienes la habilidad de visualizar y sentir tus metas, que las logres es sólo cuestión de tiempo. Somos lo que pensamos y lo que pensamos es lo que atraemos. Y como sólo podemos controlar lo que pensamos, vamos a pensar positivo. Punto.

Todo lo que ocurre en nuestra vida depende de la energía que nos rodea y de lo que creamos. Creas en lo que creas, verás que tienes razón. Entonces haz un inventario de lo que te gustaría que defina tu vida. Pensando en positivo, dotarás a tu imaginación de los instrumentos necesarios para que se hagan realidad tus pronunciamientos.

Por eso nuestra cuenta de redes sociales se llama @SoySaludable. Porque es un decreto contra la enfermedad a favor de una vida saludable, feliz, productiva, prolongada y llena de energía.

Rodéate de personas positivas que cuiden su salud

Te pareces a las cinco personas con las que te relacionas. Piensa por un momento en tu forma de hablar, vestirte, tus hábitos, tu forma física y tus accesorios. Te darás cuenta de que las cinco personas más cercanas que te rodean tienen hábitos parecidos a los tuyos.

Dicen que "es locura pretender conseguir resultados diferentes haciendo siempre lo mismo". En otras palabras: para que las cosas cambien, tú tienes que cambiar. Rodéate entonces de personas positivas que tengan lo que tú quieres. Porque si haces lo que ellos hacen y dices lo que ellos dicen, tendrás lo que ellos tienen, todo el tiempo.

Bloquea la negatividad a tu alrededor. Tu mente es un campo abierto y si proyectas pensamientos positivos, obtendrás resultados positivos. Aleja a la gente que no cree en ti o te critica, evita las malas noticias que te generan ansiedad. Entiende que si estás con personas negativas, te guste o no, atraerás esa negatividad. La negatividad genera ansiedad y la ansiedad es el principal saboteador de tu esfuerzo.

Jamás dudes de ti mismo ni de tu capacidad de cambiar tu vida ahora. Y recuerda siempre: somos lo que pensamos repetidamente. Es una ley de la vida.

Toma la decisión. Deja de ser víctima de tu pasado o tus circunstancias y conviértete en el creador de tu vida y tus circunstancias.

Todas las personas que han logrado ser exitosas, que adelgazaron y cambiaron sus vidas, vencieron los obstáculos o escalaron a otro nivel tienen una pequeña gran diferencia contigo: ellos tomaron la decisión de salirse de su zona de confort, de sentirse cómodos estando incómodos.

En este momento, sobre estas páginas, tienes la oportunidad de escoger entre dos caminos para lograr un peso saludable. El que has recorrido hasta ahora, con tus viejos hábitos y pensamientos, que te ha producido enfermedad, obesidad, angustias e insatisfacciones sobre tu apariencia personal, o un nuevo camino que recorrerás con alegría, con un motivo que es auténticamente tuyo, con una nueva comprensión de tus procesos psicológicos y fisiológicos, pero, sobre todo, con un compromiso personal e indestructible con tu propia felicidad y tu salud física y mental.

Llegó la hora de pasar a la acción. Decídete, comprométete contigo mismo. Las causas del pasado te hicieron lo que hoy eres. Las acciones del presente harán lo que serás en el futuro. Tú decides. Ponte en camino hacia la vida saludable que mereces. Nos vemos en la vía.

En 3, 2, 1... ¡comienza ahora!

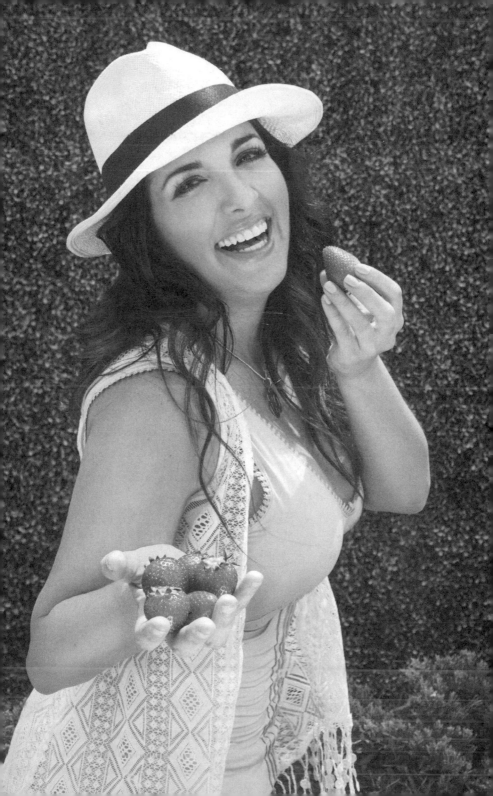

CAPITULO 18

Tu propio plan de batalla

Nunca sopla el viento a favor
para quien no sabe adónde va.
SÉNECA

Muy bien. Ya hemos recorrido juntos un buen tramo del camino. Hemos comprendido los peligros de la obesidad y seguramente tú has visto sus consecuencias físicas y emocionales, tanto en tu vida personal como en tu entorno social. Y supongo que si has seguido leyendo hasta aquí es porque quieres salvarte y salvar a tus seres queridos de una vida llena de enfermedades, complejos, limitaciones físicas y mentales.

El primer paso para ganar una guerra es comprender al enemigo y conocer el terreno donde se librará la batalla. Hasta ahora hemos visto que el enemigo son tus malos hábitos alimenticios, la ansiedad y la vida sedentaria. Y el entorno o terreno donde lucharás es tu casa, la casa de esa suegra que insiste en rellenarte de comida, la oficina estresante, el bar de la esquina y las mil y una ocasiones sociales en las cuales te ponen una cerveza, un trago y un plato de comida grasosa y descontrolada. No te rindas antes de pelear. Ya sabes cómo son las cosas. Te pido que las enfrentemos, pero con inteligencia, disciplina, motivación y un buen plan.

Planificar es el secreto del éxito porque te permite actuar por adelantado, anticipando situaciones, preparándote para cada día y quitándole incertidumbre a la vida gracias a la previsión.

Tu plan de batalla debes hacerlo tú mismo porque debe adaptarse a tu cuerpo, tu vida y tu realidad. No te sirve el plan de entrenamiento o alimentación de cualquier estrella o figura que sigas. Así que tu estrategia debe ser escrita por ti. Haz un plan de trabajo realista y factible que te permita construir un puente entre lo que eres, lo que quieres y lo que puedes hacer. Ésa es la esencia de cualquier buen plan: poner por escrito todas las acciones que debes cumplir para pasar del quiero al puedo.

Por dónde se empieza

Diagnóstico o situación actual. Un buen plan siempre empieza con un diagnóstico. En nuestro caso quiero que te mires al espejo, te midas, peses y analices lo que ves. Lo que te gusta y lo que no te gusta de tu cuerpo. La función de este ejercicio es saber cuánto pesas, cuánto mides y cuánto deberías pesar y medir para tener un cuerpo fuerte y saludable. De aquí sacaremos "lo que eres" y lo "que deberías ser". Con esta pequeña reflexión estarás dando un salto cualitativo en tu vida. Porque tendrás un punto de partida y un punto de llegada. Sólo te faltará trazar esos otros puntos necesarios para dibujar una línea, un camino, entre tu figura actual y la figura que deseas.

Analiza tus hábitos de alimentación. Antes de pasar a las acciones, también quiero que hagas un análisis lo más sincero posible de tus hábitos alimenticios. Analiza bien lo que comes a lo largo del día, no sólo en las comidas formales como desayuno, almuerzo o cena. Anota en una libreta, en tu teléfono móvil o en una agenda todo lo que te llevas a la boca, dónde comes, qué sentimientos tienes antes de comer y con quién andabas cuando lo hiciste. Así podrás hacer una observación real de "tu terreno de batalla", es decir, el ambiente en el cual te desenvuelves y cómo influye en tus buenos o malos hábitos.

Bueno, ya tenemos las bases de cualquier buen plan: tenemos una realidad que sirve de punto partida, "lo que eres", y una meta deseable, "lo que quieres ser". También tenemos un panorama de cuáles son los sitios y momentos que más boicotean tus buenos propósitos.

Crea el plan

Ahora pasaremos a la planificación. Y lo haremos con un ejemplo que seguramente te será fácil y familiar. Supongamos que tú y yo queremos hacer una cena para nuestros amigos. ¿Qué es lo primero que debemos hacer? Según mi lógica sería:

- Hacer una lista de invitados.
  ¿Cuántas personas invitaremos? Definirlos e invitarlos

- ¿Cuál sería el menú y con cuántos platos?
  Definir los platos y hacer una "agenda" o secuencia de platos

- ¿Qué ingredientes necesitaremos para cada uno?
  Hacer la lista de compras

- Salir a buscar los productos necesarios

- Empezar a cocinar

- Arreglar la mesa

- Recibir a los invitados

- Servir

- Recoger la mesa y limpiar

Este pequeño ejercicio te demuestra que la planificación no es más que desmenuzar o separar en tareas o actividades individuales y sucesivas las acciones necesarias para cumplir un objetivo o meta. Y partiendo de tu "punto cero" (peso, medidas, apariencia actual) hacia tu "meta", que es, como dice mi querida Michelle Lewin, la "mejor versión de ti misma, la forma más extraordinaria de ser tú misma".

Hablemos de los objetivos y las metas

Hagamos una pausa aquí para revisar cómo deben ser tus objetivos y metas. No, no te preocupes, no pienso imponerte nada, ni decirte qué hacer con tu vida. Tanto la palabra *meta* como la palabra *objetivo* se usan indistintamente, pero la diferencia fundamental reside en la concreción.

El *objetivo* es lo que tratas de lograr de forma consciente, es lo que quieres conseguir y hacia donde se dirigen tus esfuerzos. Es el fin último que quieres alcanzar y la mejor manera de resolverlo es sabiendo lo que quieres hacer.

Ejemplos: quiero bajar de peso; quiero bajar mi porcentaje de grasa; quiero disminuir una talla de pantalón; quiero dejar de fumar; quiero un cuerpo fuerte y tonificado...

La *meta* se puede entender como la expresión de un objetivo en términos cuantitativos y cualitativos. Una meta debe ser realista, medible, factible y alcanzable. ¿Qué quiero decir con esto? Pues que si tardaste cuatro o cinco años en aumentar veinte kilos, es imposible que los elimines en dos meses. Una buena meta debe expresarse con unidades de medida (libras o kilos, centímetros, tallas de pantalón, etc.). Además debe tener un plazo. Es decir, cuánto vas a medir o pesar y en qué fecha lo vas a alcanzar. Así te trazarás una meta sensata, fácil de medir, monitorear y alcanzar. Lo demás son excusas y sueños.

Ejemplos: quiero bajar 20 libras (9 kg) de peso en tres meses; quiero bajar mi porcentaje de grasa a un 20% para el 31 de diciembre de este año; quiero entrar en un pantalón talla 4 antes de que termine el año; no fumaré ni un cigarrillo a partir del próximo mes; quiero un cuerpo fuerte y tonificado para marzo de 2016...

Tus metas deben ser progresivas y acumulables, para que puedas ir alcanzando pequeñas victorias semanales o mensuales. El éxito es el resultado de perseverar, repitiendo todos los días buenas acciones y superando las debilidades, las distracciones y, sobre todo, las caídas, derrotas y fracasos.

Una vez que tengas tus objetivos y metas claras, debes poner por escrito cómo los alcanzarás. Es decir, qué cosas harás o dejarás de hacer para acercarte a tu meta. Cuántas veces las harás, cómo y dónde. De allí saldrá tu tabla de acciones o actividades que deberás ir evaluando a lo largo del camino. Siempre habrá alguna acción que te salga mal, o que dejarás de hacer. No te desanimes ni la abandones; vuelve a cumplirla, siendo cada vez más disciplinado.

Resumiendo: observa y mide tu cuerpo. Ponte una meta realista que sea emocionante para ti, que te motive realmente, y después haz una lista de las tareas o acciones que debes cumplir para alcanzar tu meta. Nada es gratis y nada sale de la nada. Si quieres resultados, tienes que trabajar, una y otra vez, repitiendo las acciones que te acercan a tu meta. Así que a planificar.

Disciplina y motivación, caras de una misma moneda

Disciplina es la fuerza mental que te permite levantarte todos los días e ir al gimnasio, aunque tu cuerpo pida cama. Es una fuerza moral y una cualidad que acompaña a todos las personas exitosas, porque nos da la sabiduría para "hacer lo que hay que hacer", independientemente de las debilidades o excusas de la mente.

Motivación es esa visión maravillosa que tenemos de la meta, de nuestra tierra prometida. Es la fuerza que nos permite seguir adelante, aunque en el presente veamos obstáculos y dificultades. Es muy importante que tengas una motivación real, que sea tuya y no de otros. Esto es fundamental. Porque si quieres adelgazar o cambiar tu contexto, debes hacerlo con un propósito lo suficientemente poderoso como para vencer. Como te mencioné en el capítulo anterior, no lo hagas para tratar de reconquistar un amor, lucir en una fiesta o cualquier acción de poco valor para tu vida. Busca motivos poderosos, que te hagan luchar por ti y por algo que realmente valga la pena.

Fórmula para ganar la batalla

Planificación, disciplina y motivación son las herramientas para alcanzar tus metas. Juntas son una fuerza vencedora. La motivación te hace soñar con una visión positiva, te invita a proyectarte sobre tus limitaciones actuales hacia una meta futura y brillante. La planificación, que es la hermana racional y pragmática de la motivación, te ayuda a concretar tus metas. Porque le pone acciones, tareas y fechas a tu trabajo. Y la disciplina, que es la hermana fuerte del grupo, es la que te hace luchar, imponerte sobre los demás y sobre tus propias debilidades; es la que te empuja a hacer ese esfuerzo adicional, ese kilómetro más, esa serie tan pesada o simplemente a dejar en la mesa esa torta tan tentadora.

A continuación te daré unas tablas que te servirán para planificar tus acciones y evaluar los resultados de tus actividades, y que puedes descargar de forma gratuita en www.soysaludable. com. Aquí tienes todo lo que necesitas para poner por escrito tu plan de batalla y evaluar científicamente tus resultados.

1. MODELO DE PLAN DE ACCIÓN PARA LOGRAR RESULTADOS

Este es un formato para elaborar un plan simple que refleje sobre el papel los objetivos y las metas que quieres lograr. En la primera columna coloca la situación actual (lo que quieres cambiar). En la segunda columna, el objetivo general. En la tercera columna enumera las acciones con que lograrás ese objetivo. Y en la cuarta columna registra las metas cuantificadas con fecha límite para cumplirlas.

soysaludable

FORMATOS
CONTROL DE PESO

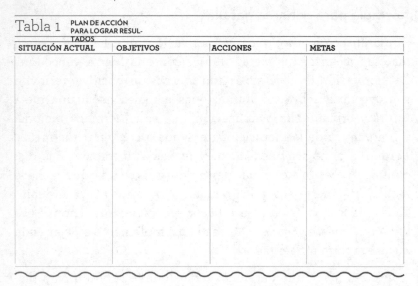

Tabla 1   PLAN DE ACCIÓN PARA LOGRAR RESULTADOS

SITUACIÓN ACTUAL	OBJETIVOS	ACCIONES	METAS

2. REGISTRO SEMANAL DE ACCIONES

Estas son las acciones que definiste en el plan de acción (tabla de la página anterior), adaptadas a los días de la semana para hacer un buen seguimiento. Puedes marcar con una ✓ si cumpliste con cada acción o con una X si fallaste. El objetivo es motivarte para cumplir tus acciones y lograr la meta definida en el tiempo establecido.

soysaludable♥

FORMATOS
CONTROL DE PESO

Tabla 2 REGISTRO SEMANAL
DE ACCIONES

ACCIONES	LUN	MAR	MIÉ	JUE	VIE	SÁB	DOM

3. CONTROL DE PESO Y MEDIDAS ANTROPOMÉTRICAS

En esta tabla debes registrar semanalmente tu peso, porcentaje de grasa y medidas corporales.

Para tomar tus medidas corporales debes pesarte en ayunas a primera hora de la mañana. El porcentaje de grasa se determina por medio de un estudio de bioimpedancia o plicometría que debe realizar tu médico, nutricionista o entrenador. Para tomar las medidas corporales, puedes comprar una cinta métrica y registrarlas tú mismo en casa, una vez a la semana.

soysaludable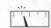

FORMATOS
CONTROL DE PESO

Tabla 3 CONTROL DE PESO
Y MEDIDAS ANTROPOMÉTRICAS

REGISTRO	SEM 1	SEM 2	SEM 3	SEM 4	SEM 5	SEM 6	SEM 7	SEM 8	SEM 9	SEM 10	SEM 11	SEM 12
PESO												
% DE GRASA												
MEDIDAS												
CUELLO												
BRAZO D/I												
PECHO												
CINTURA												
ABDOMEN												
CADERA												
MUSLO D/I												

Todas estas tablas se pueden descargar de forma gratuita en nuestra página www.soysaludable.com. Recomiéndaselas a tus amigos para que juntos lleguen a la meta.

4. REGISTRO DE ALIMENTOS

En esta tabla registrarás todo lo que te llevas a la boca como alimento durante el día sin obviar nada. Es importante resaltar y escribir la situación o emoción que te llevó a ingerir ese alimento (hambre, ansiedad, depresión, aburrimiento, tristeza, rabia, alegría, celebraciones, etc.) Al final de la semana, podrás evaluar cuánto te adheriste al plan nutricional.

soysaludable

FORMATOS
CONTROL DE PESO

Tabla 4   REGISTRO
DE ALIMENTOS

ALIMENTOS	LUNES	MARTES	MIÉRCOLES	JUEVES	VIERNES	SÁBADO	DOMINGO
DESAYUNO							
MERIENDA AM							
ALMUERZO							
MERIENDA PM 1							
CENA							
MERIENDA PM 2							

Recuerda, tu vida es el resultado de lo que haces hoy por ti. El pasado, la genética y la educación que recibiste en tu familia te han hecho llegar al momento presente. Empieza a partir de hoy mismo a trabajar en la construcción de ese futuro bueno que quieres para ti. Y no hay futuro sin cuerpo, porque allí es donde vives. Así que nada, a soñar para motivarte, a planificar para actuar y a disciplinarte para seguir hacia la meta.

CAPITULO 19

Se vale caer

Caer está permitido.
¡Levantarse es obligatorio!
PROVERBIO RUSO

A veces se vale caer. Supongamos que ibas muy bien, bajando de peso y disminuyendo medidas, adquiriendo nuevos hábitos de alimentación saludable y llevando tus emociones lo mejor posible. Y un buen día te sales de la carretera y vuelves a cometer los excesos que te causaron el sobrepeso. No caigas en la culpa ni el remordimiento, ni siquiera en la autoflagelación. No pasa nada, levántate. Sin rencores, con alegría y paciencia, como si estuvieras educando a un niño pequeño. Empieza de nuevo, sin pausa, sin demorar el regreso al camino correcto. Eso es todo. Quiérete a ti mismo y perdona tus debilidades. Son parte del proceso.

Una caída puede ocurrir por múltiples situaciones, entre las más frecuentes: alguien nos rompió el corazón, recibimos un diagnóstico médico desagradable, un divorcio, un problema legal, la pérdida de un ser querido, nos quedamos sin trabajo, problemas económicos, un nuevo comienzo en otro país, el exceso de trabajo y responsabilidades, la frustración de no lograr una meta esperada o dependencia de las drogas, el tabaco, el alcohol... entre muchas otras razones.

Yo también lo viví. Para el primer trimestre de 2014 había logrado una figura increíble, me sentía feliz y motivada, queriendo alcanzar más cambios. Algo típico de las mujeres: no nos conformamos con las metas logradas y siempre vamos a por más.

Me encontraba entusiasmada escribiendo un libro en Venezuela, país que atravesaba por un momento político difícil y una grave crisis social. Vivimos meses en un ambiente de mucha hostilidad, angustia e inseguridad. Fueron meses de mucha tensión. Dejé de ejercitarme con frecuencia y las sesiones de trabajo se prolongaban hasta altas horas de la noche, con sus respectivas cenas tardías, mientras veía las noticias en las redes sociales. Sentía mucha soledad, ansiedad y tristeza.

Luego vinieron tres meses de encierro, trabajando dieciséis horas diarias para entregar el libro a la imprenta. Comencé a recuperar poco a poco algo del peso que había bajado.

Los últimos cuatro meses del año planifiqué salir de Venezuela para venir a Estados Unidos y estar más cerca de mis hijos. Quería comenzar una nueva vida y expandir nuestro mensaje a toda la comunidad hispana en el mundo. El ritmo de trabajo en esos últimos meses de 2014 fue brutal. Viajaba cada semana a Caracas por motivos de trabajo, hacía radio y televisión, atendía pacientes, grababa videos para YouTube y preparaba el lanzamiento del libro, por lo que tuve que estar además un mes de gira. En diciembre llegué agotada a mi ciudad y contaba con quince días para vender mis cosas, hacer maletas y venirme a Estados Unidos. No dormía más de cuatro horas al día.

El 14 de diciembre de 2014 llegué a Estados Unidos sin haber cerrado del todo mi ciclo en Venezuela. Aún quedaba una consulta abierta atendida por mi equipo de médicos colaboradores y muchos pacientes esperanzados en nuestro sistema para adelgazar. Llegar a un nuevo país, sin trabajo, donde nadie nos conoce y volver a comenzar representa un gran desafío. Es un gran reto entender un sistema diferente, conocer a distintas personas, alquilar o adquirir una vivienda, resolver el tema de la escuela de los hijos, adquirir un vehículo con seguro, tramitar una visa de residencia, comprender cómo funcionan las cosas y hacerlo todo solo, porque contamos con poca ayuda.

Me dediqué durante los primeros seis meses de 2015 a sobrevivir en mi nueva vida. Intentaba mantener mis buenos hábitos y hacer ejercicio, pero era inconstante. Simplemente tenía otras prioridades. Estuve siete meses sin generar un centavo, por lo que vivía de mis ahorros, hasta casi agotarse.

Y así fue como en un año, entre finales de 2014 y principios de 2015, a pesar de mis débiles esfuerzos, entraron de nuevo 18 libras de grasa a mi cuerpo, y tuve que enfrentarme a la frustración de no haber tenido la fuerza suficiente para atender mi templo. Además hube de someterme a la burla de algunas personas en las redes sociales, mientas otros me miraban escépticos por lo que había sucedido. Perdí cierta credibilidad y lo sentí como un pequeño fracaso.

Existen momentos en la vida donde sentimos que el cielo nos aplasta. Y en esos momentos, desaparece como por arte de magia todo el hermoso plan que habíamos dibujado en nuestra mente, el sueño de cambiar nuestro cuerpo por una mejor versión.

Un paso a la vez

Se vale caer, no podemos enfrentar tantos frentes de batalla al mismo tiempo. Pero debemos ocuparnos de resolver la situación urgente que nos agobia o derrumba, buscando ayuda profesional si es necesario. Aquí el apoyo de un psicólogo y un plan de trabajo pueden ser fundamentales. Debemos dar un paso a la vez.

Además, bajar la velocidad y el ritmo de vida es fundamental para dejar el espacio justo para atendernos. Porque si nos enfermamos, crearemos un problema adicional. Debemos ser inteligentes.

Se vale caer por unas horas, días o momentos. Pero, ¿cuánto tiempo te permitirás estar en el hoyo? Lo más importante es despertar, levantarte con tu propia fuerza interior, sacudirte el polvo de las rodillas y comenzar a andar de nuevo. Si tú no lo haces, créeme que nadie lo hará por ti.

Hoy puedo decir que pude rescatarme para regresar al camino más fortalecida y serena que nunca. Ya estoy encaminada a reparar el daño físico y emocional que causaron estos meses salvajes.

Cada caída es una oportunidad para demostrarnos a nosotros mismos que somos más fuertes que nuestras emociones negativas y más duros que los retos que se nos presentan. Levantarse y conseguir nuevas metas, después de una caída, tiene una doble satisfacción: la alegría de cumplir con los objetivos y la certeza de saber que somos un poco mejores que antes.

Cada caída es un reto adicional. Levantarse y seguir es una condecoración, un reconocimiento, que le ponemos a nuestro corazón guerrero, que al final del viaje exhibirá sus cicatrices y medallas como un recuerdo de lo dura que fue la batalla y lo dulce que es la victoria. Sigue caminando, nunca te rindas. ¡Libérate! ¡Rompe las cadenas que te mantuvieron atado a la infelicidad! ¡Que Dios te acompañe siempre!

Conclusiones

Nadie aprende a nadar
leyendo libros sobre el mar.
ANÓNIMO

Para aprender a nadar hay que lanzarse al agua y perder el miedo. Conocer la técnica y confiar en nosotros mismos. Tener paciencia, relajarnos y tomarlo con calma mientras estamos en el agua. Bloquear la mente cuando nos diga que podemos ahogarnos. Comenzar despacio, cerca de la orilla, para ganar confianza. Ir aumentado las brazadas y patadas poco a poco para agarrar más fuerza y velocidad. Saber que podemos detenernos cuando queramos y que estaremos a salvo. Por último, relajarnos y aprender a disfrutar el momento y esa sensación de libertad y armonía.

Quizás no tengamos el dinero, la pareja, la salud, la armonía o el cuerpo que quisiéramos en este momento, pero dentro de nosotros está toda la fuerza para cambiar nuestras circunstancias y con ellas, nuestra vida.

Actuemos con inteligencia, comenzando por las situaciones que estén bajo nuestro control o las que dependen de nuestro esfuerzo directo. No permitamos que las insatisfacciones de la vida diaria afecten nuestro peso y nuestra salud porque tendremos un problema adicional. Así de simple. Comencemos ahora, como afirmó el sabio chino Lao Tsé, "un viaje de mil millas comienza con un pequeño primer paso".

Imaginemos cómo sería nuestra vida si nos despojamos de ese peso físico y mental que hemos venido arrastrando con nosotros. Estaríamos brillando, seguros, radiantes y confiados, liberados de esos complejos que nos llevaban a escondernos y evitar el protagonismo que nos merecemos. Te aseguro que nos sentiríamos muy, pero muy felices. Y esa felicidad y confianza nos llevarán sin duda a abrirnos y a compartir con mayor intensidad el amor con la familia y los amigos, y disfrutar de los éxitos acumulados y el camino recorrido.

Todo depende de ti

He compartido contigo muchas herramientas para cambiar tu vida. Todo lo he aprendido a través de mis estudios y experiencias personales. Me he caído muchas veces, pero he salido más fortalecida. Quiero recordarte que ya tienes todo lo que necesitas saber y comprender. Ahora todo depende de ti. Esa decisión tiene que ver con la elección del camino correcto.

Puedes seleccionar un estilo de vida que te garantice un presente feliz y una vejez activa, autosuficiente y digna. O por el contrario, puedes seguir muriendo a cámara lenta, envenenándote con alimentos inadecuados, pensamientos tóxicos y malos hábitos de vida. El final de ese viaje será la enfermedad, la dependencia clínica y en el mejor de los casos, una absoluta incapacidad para cuidarte en la vejez.

Decídete a luchar por tu salud, tu alegría y tu vida. Haz una silenciosa declaración de guerra, rompe tus cadenas, libérate de las rutinas que te han hundido en malos hábitos, obesidad, enfermedad y desencuentros emocionales. Es tu causa, eres tu propia bandera. Lucha.

Ponte en movimiento, repasa las lecciones aprendidas, ya sabes lo que tienes que hacer, levántate, limpia la despensa, consigue una ropa deportiva cómoda y bonita, y decídete a vivir la vida brillante que mereces. Un día a la vez. Sin apuros.

Recuerda nuestra regla de oro: además de seleccionar los alimentos de mejor calidad para mantener tu salud, debes disminuir las calorías que consumes y aumentar el gasto energético para llegar a un peso saludable. Cuida las emociones que te hacen comer y deprimirte, evita las personas negativas o con malos hábitos de alimentación, cuida tu mente, cuida tu cuerpo, busca ayuda profesional. Ésa es la receta para una vida saludable y productiva.

Dibuja la ruta, escribe las metas, asume el compromiso, ármate de motivación, abandona las excusas tontas y emprende el camino con pasión, optimismo, estrategia y un enfoque preciso, como un guerrero que apuesta a la victoria.

Los sueños pueden convertirse en realidad. Las causas del pasado te trajeron hasta el hoy. Las acciones del presente harán tu futuro. Que nada te detenga. Que nada te limite. La enfermedad es el gran enemigo que tienes que vencer. No hay fuerza que pueda detener a un corazón decidido.

Gracias por confiar en mis palabras. Ahora ha llegado el momento de decir las tuyas y, sobre todo, hacer lo que es justo y correcto para ti. Espero que a partir de hoy logres tener un cuerpo fuerte y saludable, una mente serena y una vida alegre y productiva.

Jamás olvides que ¡cuidarte es amarte! Y si no eres capaz de amarte a ti mismo, nunca, nunca podrás amar de forma madura y saludable a los demás.

Siempre estaremos en contacto a través de nuestra red social @SoySaludable, presente en Instagram, Twitter y Periscope. En Facebook nos encuentras en Facebook.com/SoySaludable; en YouTube, youtube.com/SoySaludableTV, y en nuestra página web, www.soysaludable.com.

¡Me encantaría saber si te gustó este libro y que compartas conmigo tus avances en este nuevo camino! ¡Nos vemos en la victoria!

Samar Yorde
@SoySaludable

Plan de entrenamiento de fuerza para activar el metabolismo

Objetivo: Tonificar y fortalecer la masa muscular

Reglas del entrenamiento

1. Organízate. Siempre hay tiempo para cuidar la salud. Realizar entre 40 y 45 minutos de entrenamiento de fuerza, 2 a 3 veces por la semana es suficiente. Si lo haces 5 días, mucho mejor.

2. No esperes resultados rápidos. Comprende que cambiar tu cuerpo no es trabajo de un solo día. Cada paso que das, cuenta.

3. Cambia la rutina. No repitas un mismo ejercicio todos los días, ya que los músculos necesitan un descanso mínimo de 48 horas. No debes estimular un músculo mientras está en su proceso de recuperación, ya que causarías mayor desgaste, en vez de desarrollo del mismo.

4. Entrena con intensidad. ¡Ponle ganas! Cuanto más rápido lata tu corazón, más calorías gastas durante tu rutina.

5. Concéntrate. No hables con otros ni atiendas el teléfono. Cuanta menos distracción tengas, mejor. El tiempo de espera entre un circuito y otro no debe ser mayor de 30 segundos.

6. Comienza de menos a más peso. Debes ir poco a poco con el peso. No desesperes. Si comienzas con un peso muy alto podrías lesionarte.

7. **Callenta primero con cardio.** Al menos 5 o 10 minutos serán sufi cientes para calentar los músculos y minimizar el riesgo de lesiones.

8. **Incluye el cardio dentro de tu rutina.** Es importante incluir 2 minutos de cardio de alta intensidad cada dos ejercicios, para así mantener alta la frecuencia cardíaca y quemar más calorías durante el entrenamiento.

9. **Cierra el entrenamiento con 45 minutos de cardio.** Para activar la quema de grasas, haz el cardio después del entrenamiento de fuerza, nunca antes. Si haces el cardio antes de las pesas, gastarás toda tu energía y al momento de llegar a las pesas estarás agotado.

10. **Toma agua.** Nunca olvides llevar tu recipiente con agua y mantenerte hidratado durante el entrenamiento.

11. **Equípate.** Lleva ropa fresca, un par de guantes para evitar lesiones en las manos y una toalla para secar el sudor.

12. La regla más importante, el componente que nunca debe faltar... **¡Enfoque y ganas!**

Estas recomendaciones no sustituyen al plan de entrenamiento personalizado que un entrenador certificado y con experiencia pueda preparar para ti, de acuerdo a tus características y objetivos puntuales.

¿Listo para comenzar?

Dividiremos los ejercicios principales en 10 secciones
(9 grupos musculares más uno de cardio), y compartiremos contigo
cuales son los 4 ejercicios principales que podrías hacer en un
gimnasio para tonificar y fortalecer cada grupo muscular.

1. Grupo A: Pecho (pectoral)

2. Grupo B: Espalda (dorsales)

3. Grupo C: Hombros (deltoides)

4. Grupo D: Brazo anterior (bíceps)

5. Grupo E: Brazo posterior (tríceps)

6. Grupo F: Abdomen (abdominales)

7. Grupo G: Pierna anterior (cuádriceps)

8. Grupo H: Pierna posterior (femoral)

9. Grupo I: Nalgas (glúteos)

10. Grupo J: Ejercicios cardiovasculares (cardio)

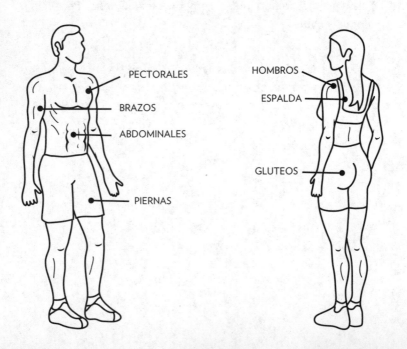

1. Crossover polea

Coloca los pies uno delante del otro con una abertura equivalente al tamaño de los hombros, tronco semiinclinado hacia delante y sosteniendo con ambas manos cada uno de los aros, jala los brazos hacia adelante. Luego subes lentamente hasta llegar a la posición inicial.

Músculos estimulados: parte media e inferior del pectoral mayor, deltoides anterior

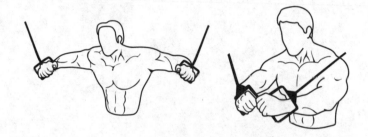

2. Pectoral machine o máquina de pecho

Coloca tus brazos atrás de ambas alas de la máquina con los codos a la altura de los hombros, en ángulo de 90 grados entre antebrazo y brazo. Con la espalda recta sin despegarla en ningún momento del espaldar, comienza a mover los brazos hacia adelante.

Músculos estimulados: pectoral mayor y deltoides anterior

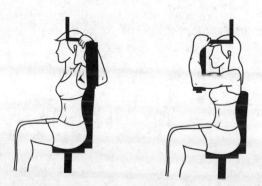

3. Crucifijo en banco plano con mancuernas

Acostándote en un banco plano, toma las mancuernas con ambas manos, colocando los brazos extendidos a los lados, con las palmas de las manos hacia arriba. Eleva los brazos hasta que ambos estén paralelos y a la altura de los hombros. Luego abre lentamente los brazos hasta llegar nuevamente a la posición inicial.

Músculos estimulados: pectoral mayor y deltoides anterior

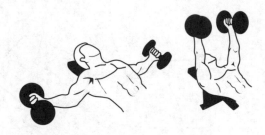

4. Flexiones de brazos en el suelo

Colócate boca abajo en el piso, con las piernas ligeramente separadas, las manos paralelas al pecho y apoyadas en el piso. El resto del cuerpo debe permanecer inmóvil, y los pies deben ser un punto de apoyo al igual que las manos. Manteniendo todo el cuerpo rígido, debes elevar tu propio peso desde el piso hasta estirar los brazos por completo. Luego desciende hasta rozar el piso con el pecho y vuelve a elevar el tronco.

Músculos estimulados: pectoral, tríceps, deltoides y músculos del torso

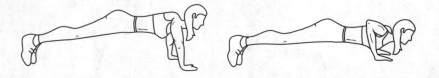

1. Jalones de polea por delante

Siéntate con la espalda recta para evitar posibles lesiones y coloca ambas manos justo en el arco de la barra como se muestra en la imagen. Impulsa la barra hacia abajo por delante de la cabeza hasta descender por debajo de la barbilla.

Músculos estimulados: pectorales mayores, dorsales anchos y trapecios

2. Remo con polea

Sentado en la máquina con los pies sobre la plataforma y las rodillas un poco flexionadas, estírate hacia adelante para tomar la polea, manteniendo todo el tiempo la curvatura natural de la espalda. Trae el peso hacia ti con los brazos estirados. Detente en el punto cuando entre el torso y las piernas haya un ángulo de 90 grados aproximadamente. Luego, saca el pecho, arqueando la espalda un poco y estírate hacia delante de nuevo, regresando la polea a su posición original sin soltarla.

Músculos estimulados: dorsales de la espalda, bíceps, deltoides y lumbares

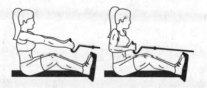

3. Jalones de polea inversos

La posición inicial es similar a los jalones de polea por delante, pero llevando la barra hacia atrás, tocando la nuca con la barra y luego soltándola lentamente hasta llegar a la posición inicial. Este ejercicio puede ser combinado con jalón de polea por delante, intercalando los movimientos. Cada 2 movimientos se cuenta como uno.

Músculos estimulados: la mayoría de los músculos de la espalda

4. Remo con mancuerna

Coloca una mancuerna junto a un banco plano. Después coloca la rodilla derecha sobre el banco, apoya también la palma derecha de la mano sobre el banco. Toma la mancuerna con la mano que tienes libre y estira completamente este brazo. Eleva la mancuerna y la llevas hasta tu cadera, en un movimiento lento y concentrado. Una vez que la mancuerna toque tu cadera, mantén la posición durante 1 o 2 segundos y desciende el peso lentamente. Estira de nuevo y realiza otra repetición. Cuando termines, puedes repetir el movimiento con el otro brazo.

Músculos estimulados: dorsal, romboides, trapecio y parte posterior del deltoides

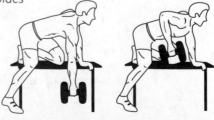

Grupo C: Hombros (deltoides)

1. Abertura lateral con mancuernas.

Poniéndote de pie y sujetando una mancuerna en cada mano al lado de tus caderas, eleva las mancuernas hacia los costados, hasta que tus brazos queden casi paralelos al piso. Haz una breve pausa de 2 segundos y luego bájalos.

Músculos estimulados: deltoides completos

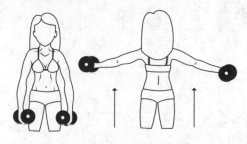

2. Elevación frontal con disco, barra o mancuernas

Toma un disco de pesa por ambos lados con los pulgares apuntando hacia arriba. Mantente erguido y deja que los brazos cuelguen completamente estirados por delante de tu cuerpo hacia abajo. Con los codos ligeramente doblados, levanta el disco hasta que tus brazos estén paralelos al piso. Haz una pausa de 2 segundos y a continuación baja lentamente el peso de nuevo a la posición de inicio.

Músculos estimulados: deltoides completos

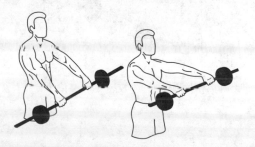

3. *Pres* militar con mancuernas

Sosteniendo con ambas manos las mancuernas en ambos lados, realiza un estiramiento de brazos hacia arriba y luego baja lentamente hasta llegar a la posición inicial.

Músculos estimulados: romboides, deltoides, trapecio medio, trapecio bajo, tríceps, pectoral superior

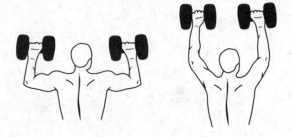

4. Remo al cuello

Ponte de pie con las piernas ligeramente separadas y la espalda bien recta. Con las palmas de las manos hacia abajo, toma una barra con ambas manos, con una separación inferior al ancho de los hombros. Comienza el movimiento tirando de la barra hacia el mentón mientras flexionas los codos al lado de la cabeza. Luego desciende la barra de manera controlada, evitando impulsos. El ejercicio puede realizarse con barra o con mancuernas.

Músculos estimulados: trapecio y deltoides medio

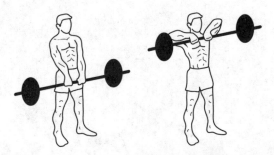

Grupo D: Brazos (bíceps)

1. Bíceps con mancuerna alternado

Toma una mancuerna en cada mano con los brazos totalmente extendidos. Los codos deben estar cerca del torso y las palmas de la mano mirando hacia los muslos. Mientras mantienes los brazos extendidos, dóblalos a medida que giras las palmas de las manos hasta que estén orientadas hacia arriba. Suelta lentamente hasta llegar de nuevo a la posición inicial.

Músculos estimulados: bíceps, braquial, braquiorradial, deltoides, trapecio alto, trapecio medio, elevador de la escápula, músculos flexores de la muñeca

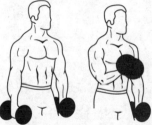

2. Bíceps con barra en polea

De pie o sentado, con la columna vertebral recta, toma la barra y mantén los brazos extendidos sobre el apoyo. Levanta la barra hacia los hombros, flexionando ligeramente los codos. Vuelve lentamente a la posición inicial.

Músculos estimulados: bíceps, braquial, braquiorradial, deltoides anterior

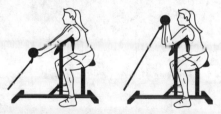

3. Bíceps con gancho en polea

Con los pies separados entre sí a una distancia equivalente al tamaño de los hombros y la espalda recta, toma los ganchos con ambas manos y llévalos con las manos hacia la cabeza, contrayendo así los bíceps.

Músculos estimulados: bíceps y braquial anterior

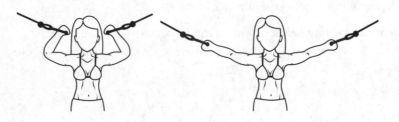

4. Bíceps concentrado con mancuerna

Sentado sobre un banco con las piernas abiertas apoya el tríceps sobre el muslo y toma una mancuerna. Realiza movimientos estirando y flexionando el brazo, hasta sentir la contracción en el bíceps.

Músculos estimulados: bíceps, braquiales y supinador largo

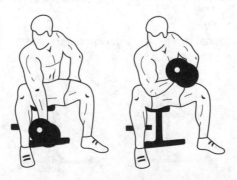

1. Tríceps polea con mecate o la barra en forma de W

Debes mantener la espalda recta y pararte frente a la máquina con los codos pegados al cuerpo. Toma con ambas manos los mecates por el extremo final. Deja que el peso de la polea te levante el antebrazo hasta que formes un ángulo de 90 grados. Luego extiende los brazos hacia abajo en movimientos repetidos y concentrados

Músculos estimulados: tríceps

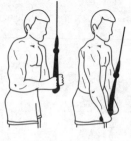

2. Tríceps copa en banco

Sentado en un banco con las piernas relativamente abiertas para mantener mejor el equilibrio, toma una pesa que puedas levantar. Coloca las manos en el disco superior de la pesa con las palmas hacia arriba, abrazando el tubo que sostiene los dos discos. Estira los brazos colocando la pesa detrás de la cabeza. Los brazos deben estar cerca de las orejas. Baja la pesa hacia atrás lo más que puedas, sin separar mucho los brazos de su posición inicial. Luego vuelve a elevarla extendiendo los brazos.

Músculos estimulados: tríceps

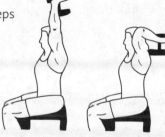

3. Tríceps 90 grados con mancuerna

Apoya sobre un banco la mano que no vas a ejercitar de modo que tu cuerpo superior e inferior formen un ángulo de 90 grados. Flexiona el brazo sin despegar el codo del cuerpo, dejando de esta forma que el antebrazo con la mancuerna caiga y forme un ángulo de 90 grados. Luego eleva la mancuerna estirando completamente el brazo, contrayendo así el tríceps. Luego baja lentamente hasta volver a la posición inicial. Al finalizar la serie, repetir con el otro lado.

Músculos estimulados: tríceps e, indirectamente, dorsales

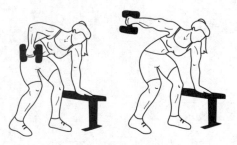

4. Flexiones con las manos unidas

Ponte boca abajo sobre una superficie plana y coloca ambas manos frente tu pecho a una distancia muy corta entre mano y mano. Tienes que mantener el torso rígido y flexionar los brazos hasta rozar el piso. Luego extiende los brazos y regresa a la posición inicial.

Músculos estimulados: tríceps

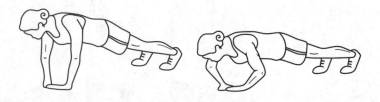

Grupo F: Abdomen (abdominales)

1. *Crunch* con banco en elevación

Siéntate sobre el banco en inclinación reversa, colocando ambas manos detrás o a los lados de la cabeza. Deja caer tu cuerpo hacia atrás. Antes de tocar el banco con tu espalda, sube lentamente hasta llegar a la posición inicial manteniendo el abdomen contraído siempre.

Músculos estimulados: recto anterior del abdomen

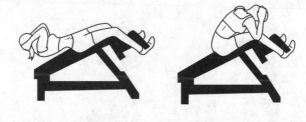

2. Abdominales en polea

Colócate de espaldas a la máquina, sosteniendo con ambas manos el gancho por encima de tu cabeza, luego te arrodillas en el piso sobre una colchoneta para no lastimarte las rodillas. Con los brazos flexionados y el gancho cerca de la parte de atrás de la cabeza, dobla el tronco hacia el frente y abajo, sosteniendo el peso por unos segundos y luego soltándolo hasta llegar a la posición inicial.

Músculos estimulados: abdominales superiores, abdominales inferiores, oblicuos y serrato anterior

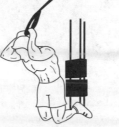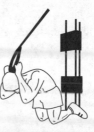

3. Abdominales con elevación de piernas

Este ejercicio puede realizarse bien sea acostado en el piso, en un banco inclinado o en el aire sosteniéndose por los brazos y elevando las piernas. Acuéstate en un banco inclinado y sostente por encima de la cabeza. Eleva y baja las piernas sin llegar al piso, tratando de contraer y mantener el ejercicio el mayor tiempo posible.

Músculos estimulados: abdominales superiores, abdominales inferiores, oblicuos, femorales y serrato anterior

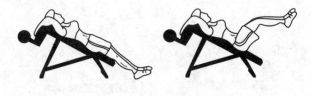

4. Rodillas al pecho

Sobre un banco en elevación, te acuestas sosteniéndote del borde superior con las piernas semiflexionadas. Lleva las rodillas hasta el pecho y luego regresa bajando las piernas hasta llegar a la posición inicial.

Músculos estimulados: abdominales centrales y oblicuos

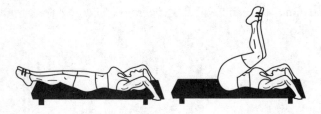

Grupo G: Pierna anterior (cuádriceps)

1. Sentadilla con barra

Con las piernas abiertas a una distancia equivalente
al tamaño de los hombros, sujeta la barra con ambas manos
y apóyala en el trapecio, manteniendo las piernas semiflexionadas
y mirando siempre al frente. Flexiona y baja, no más del nivel
de las rodillas. Luego te levantas nuevamente manteniendo las
piernas semiflexionadas. El peso de la barra tiene que comenzar
en 0 e ir aumentando gradualmente.

Músculos estimulados: cuádriceps completos, femorales y glúteos

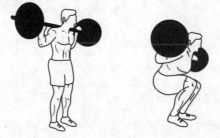

2. Extensión de las piernas

Siéntate sobre la silla de la máquina con la espalda recta y coloca
las piernas por detrás de las alas en la parte baja de la máquina.
Te sostienes con ambas manos a los lados de la máquina mientras
levantas las piernas hasta lograr que estén completamente estiradas,
para bajar lentamente hasta llegar a la posición inicial.

Músculos estimulados: cuádriceps completos

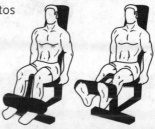

3. Prensa

Apóyate en el espaldar de la máquina, asegurándote de que el cuádriceps quede junto al pecho. Luego, agarrándote de las manillas a los lados y colocando las piernas con abertura equivalente al tamaño de los hombros (también puede ser con los pies juntos o con un abertura mayor) impulsa las piernas hacia arriba. Regresa a la posición inicial y repite el proceso.

Músculos estimulados: cuádriceps completos, glúteo mayor, femorales

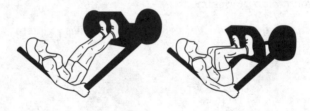

4. Sentadilla *hack*

Apoya la espalda en el espaldar y coloca las piernas en la plancha con una abertura equivalente al tamaño de los hombros, sosteniéndote con ambas manos a las palancas para facilitar el movimiento. Extiende las piernas hacia arriba en un movimiento lento y concentrado. Luego desciende y repite.

Músculos estimulados: cuádriceps, femorales y glúteos

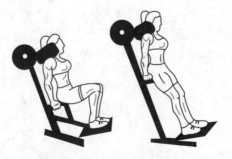

Grupo H: Pierna posterior (femorales)

1. Flexionar las piernas acostado

Colócate en la máquina tumbado boca abajo con los tobillos debajo de los cojines y las manos sujetando los agarres que se encuentran debajo del banco de apoyo. Previamente cargas la máquina con el peso que deseas y flexionas las rodillas para elevar con los tobillos el peso cargado. Luego desciende y regresa a la posición inicial controlando el movimiento.

Músculos estimulados: bíceps femoral, semitendinoso y gemelos

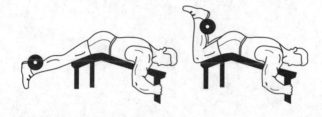

2. Contracción de bíceps femoral de pie

Este ejercicio es similar al anterior pero se realiza de pie. Coloca la pierna que deseas trabajar por delante del rodillo de la máquina y flexiona hacia arriba lo más que puedas, contrayendo el área femoral. Luego baja lentamente y repite. Sigue el mismo procedimiento con la otra pierna.

Músculos estimulados: femorales

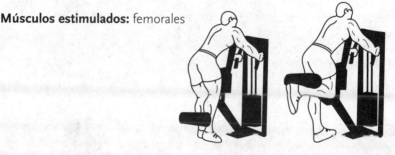

3. Peso muerto con barra

Con la espalda recta, coloca ambas piernas semiflexionadas
con una abertura equivalente al tamaño de los hombros.
Sujeta la barra con la palma de una mano hacia adentro y la otra
hacia afuera. Al momento de bajar, mira hacia adelante. Al momento
de levantar la barra, aprieta los glúteos sin llevar la cadera
hacia adelante. Repite.

Músculos estimulados: femorales, glúteo mayor, y en menor proporción:
trapecio, romboide mayor, redondo mayor y dorsal ancho

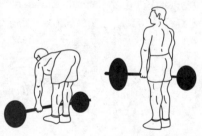

4. Levantamiento de caderas y flexión de piernas con pelota suiza

Acuéstate boca arriba en el piso, colocando las piernas
y los talones sobre una pelota suiza. Empuja las caderas hacia arriba
hasta que tu cuerpo forme una línea recta desde los hombros hasta
las rodillas. Sin detenerte, tira de los talones hacia ti y haz rodar la
pelota lo más cerca posible de los glúteos. Haz una pausa de alrededor de 1 o 2 segundos y luego regresa a la posición original, haciendo
rodar la pelota hacia atrás hasta que tu cuerpo forme de nuevo
una línea recta.

Músculos estimulados: femorales y glúteos

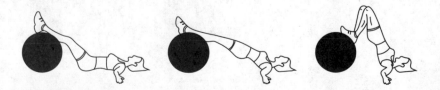

1. Desplante *(lounge)*

Antes de realizar este ejercicio con mancuernas con peso, debes dominar el ejercicio completamente sin peso, es decir, mantener el equilibrio. Párate derecho frente a un espejo, colocas una pierna delante de la otra, asegurándote de que ambas piernas mantengan una distancia entre sí equivalente al tamaño de los hombros. Baja el cuerpo hasta que ambas piernas estén flexionadas, tratando de que la rodilla de atrás quede cerca del piso (sin tocarlo) y la rodilla de adelante esté flexionada, pero no pase de la punta del pie.

Músculos estimulados: tensor de la fascia lata, femoral completo, glúteo medio, glúteo mayor, grácil, sartorio, aductores, vasto medial

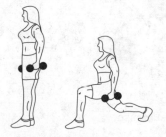

2. Sentadilla central *(sumo squat)*

Con la espalda recta, coloca ambas piernas abiertas con la punta de los pies mirando hacia fuera. Agarra la copa de una pesa con ambas manos y colócala entre las piernas. Haz que tu cuerpo descienda lentamente con la pesa en el mismo lugar, sin encorvar la espalda, y vuelve a subir. Repite.

Músculos estimulados: cuádriceps, glúteos, femorales

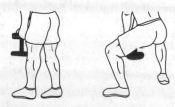

3. Puente elevación de caderas con peso

Túmbate boca arriba con las rodillas flexionadas y los pies apoyados en el piso. Asegúrate de que haces fuerza con los talones, no con las puntas de los pies. Coloca los brazos lateralmente en un ángulo de 45 grados y con las palmas hacia arriba. Levanta las caderas y contrae los glúteos, de modo que el cuerpo forme una línea recta de los hombros a las rodillas. Mantén la posición durante 5 segundos. Regresa a la posición inicial. Puedes hacerlo sosteniendo una barra con peso.

Músculos estimulados: glúteos e isquiotibiales

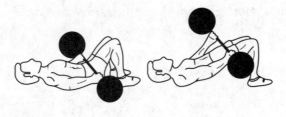

4. Patada atrás en el piso.

Coloca las manos con los brazos extendidos y las rodillas en el piso. Luego, manteniendo el equilibrio y con la pierna semiflexionada, eleva la pierna hacia atrás contrayendo el glúteo. Puedes colocar pesas en los tobillos para aumentar la resistencia al movimiento.

Músculos estimulados: glúteos, mayor y menor

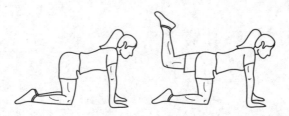

Grupo J: Cardiovasculares (cardio)

1. Caminadora

Camina a una velocidad de 3 mph con una inclinación 10.
O en su defecto, correr a una velocidad de 5 mph con una inclinación
0 durante 2 minutos.

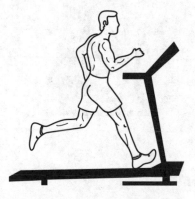

2.Elíptica

Nivel 8 a un ritmo de intensidad moderada. Tiempo: 2 minutos.

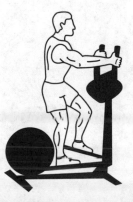

3. Bicicleta (horizontal)

Nivel 5 a un ritmo acelerado. Tiempo: 2 minutos.

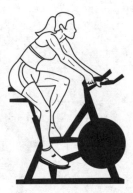

4. Saltos en *steps*

Coloca tu cuerpo frente al *step*, flexionando las piernas para saltar. Una vez encima del *step*, haces una sentadilla y regresas a la posición inicial. Tiempo: 2 minutos.

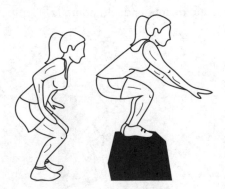

Cómo crear tu rutina de entrenamiento:

Para crear una rutina de entrenamiento, define los seis ejercicios para trabajar en un día, procurando que no sean más de dos por cada grupo muscular. Al final tendrás seis ejercicios que conformarán una sesión. Cada dos ejercicios debes realizar dos minutos de cardio (Grupo I) de alta intensidad. Es decir que por cada sesión de seis ejercicios, harás seis minutos de cardio intercalado (2+2+2).

Te explico mejor. Si realizas un ejercicio del grupo A más un ejercicio del grupo B, luego debes agregar dos minutos de cardio. Después realizas un ejercicio del grupo C y otro del grupo D y agregas dos minutos de cardio adicionales. Por último haces un ejercicio del grupo E y F, cerrando con dos minutos más de cardio. Y así termina la primera sesión o circuito, que debes repetir tres o cuatro veces ese día.

Peso. El peso que levantes depende de tu capacidad y tu fuerza. Comienza con pesos livianos para luego ir incrementándolos. Lo importante es que en los últimos dos movimientos debe ocurrir el fallo muscular (que te cueste mucho hacerlos).

Repeticiones: puedes realizar 25, 20 o 15 repeticiones de cada ejercicio.

Ejemplos de rutinas

Grupo de rutina del Día 1

1. Jalones de polea por delante (Grupo B)

2. Flexiones de brazos en el piso (Grupo A)

2 minutos de cardio en la caminadora alta intensidad

3. Extensión de las piernas (Grupo G)

4. Pres militar con mancuernas (Grupo C)

2 minutos de cardio en la elíptica alta intensidad

5. Peso muerto con barra (Grupo H)

6. *Crunch* con banco en elevación (Grupo F)

2 minutos de cardio en la elíptica alta intensidad

Realiza una serie de 15, 20 o 25 repeticiones de cada ejercicio y el cardio intercalado. Cuando llegues al último ejercicio, comienza de nuevo con el primero. Repite esta secuencia 4 veces (4 series). Al finalizar las 4 secuencias, realiza 45 minutos de cardio en la caminadora alta intensidad para terminar.

Grupo de rutina del Día 2

1. Bíceps con mancuerna alternado (Grupo D)

2. Tríceps polea con mecate o la barra en forma de W (Grupo E)

2 minutos de cardio en la caminadora

3. Elevación frontal con disco (Grupo C)

4. Sentadilla con barra (Grupo G)

2 minutos de cardio en la elíptica alta intensidad

5. Crucifijo en banco plano con mancuernas (Grupo A)

6. Desplantes (Grupo H)

2 minutos de cardio en la elíptica alta intensidad.

Realiza una serie de 15, 20 o 25 repeticiones de cada ejercicio y el cardio intercalado. Cuando llegues al último ejercicio, comienza de nuevo con el primero. Repite esta secuencia 4 veces (4 series).

Al finalizar las 4 secuencias, realiza 45 minutos de cardio en la caminadora alta intensidad para terminar.

Grupo de rutina del día 3

1. Pectoral machine o máquina de pecho (Grupo A)

2. Remo con polea (Grupo B)

2 minutos de cardio en la bicicleta horizontal

3. Abertura lateral con mancuernas (Grupo C)

4. Bíceps con gancho en polea. (Grupo D)

2 minutos de cardio en la escaladora

5. Tríceps copa en banco (Grupo E)

6. Abdominales elevación de piernas (Grupo F)

2 minutos de cardio en la elíptica alta intensidad

Realiza una serie de 15, 20 o 25 repeticiones de cada ejercicio y el cardio intercalado. Cuando llegues al último ejercicio, comienza de nuevo con el primero. Repite esta secuencia 4 veces (4 series). Al finalizar las 4 secuencias, realiza 45 minutos de cardio en la caminadora alta intensidad para terminar.

Plan de entrenamiento preparado por:
Giuseppe Amico, @pinotraining

Agradecimientos

Este libro es el resultado de una cadena de pequeños milagros y bendiciones que nos han permitido encontrarnos. Años atrás experimenté en mi vida muchos acontecimientos que me forjaron en el dolor, el esfuerzo y el conocimiento. Y estas situaciones me han permitido calibrar cada palabra, pasándola por el fuego de la experiencia y la caricia del amor. El resultado es un texto que te ofrezco como herramienta para hacer que tu vida sea más saludable, tu cuerpo más fuerte y atractivo y tu mente más serena e informada. Así que empiezo por agradecerte a ti, querido lector, la oportunidad de formar parte de tu vida.

A **Dios**, que me permite estar en este mundo, creando y compartiendo todo lo que aprendo. ¡Soy bendecida por ello!

Al **Amor**, que hoy está presente en mi vida y me acompaña en cada momento, para sumar más alegría y entusiasmo a mis días. ¡Gracias por existir!

A mis hijos, **Tito** y **Susi**, motores fundamentales de mi existencia, por su amor y paciencia durante todo este tiempo. ¡Los amo hasta el infinito!

A mis padres, **Kaled** y **Houda**, por darme la vida, el amor, el apoyo y la educación que me permitieron ser lo que soy. ¡Los amo incondicionalmente!

A mis hermanos **Tarek**, **Samer** y **Rosi** y sus parejas Adriana, Paula y David, por compartir un espacio de amor, consejos y crecimiento. ¡Los quiero!

Al padre de mis hijos, **Luis Valmore Luzardo**, por su amor ilimitado y por velar que nunca les falte nada. ¡Gracias por estar!

A mi querida agente literaria y amiga, **Aleyso Bridger**, por su apoyo, entrega y profesionalismo. Por creer en mis sueños e impulsarme hacia ellos con toda su energía. ¡Eres increíble!

A **Silvia Matute** y **Rita Jaramillo**, por abrir un espacio para escuchar mi propuesta y permitir que cumpla un gran sueño. Por confiar en mi trabajo, apoyarlo y darme la oportunidad de ser parte de la casa editorial Penguin Random House Grupo Editorial. ¡Mil gracias!

A mi hermano **Tarek Yorde**, por su solidaridad y apoyo en la redacción de cada capítulo. Su contribución para comunicar de forma eficiente todo lo que quería decir fue muy valiosa. ¡Sin ti no sería igual!

A mis queridos **Michelle Lewin** y **Jimmy Lewin**, por su amistad, apoyo, motivación y ejemplo, por las risas compartidas y por inspirarme para llegar a la mejor versión de mi misma. ¡Los quiero!

A mi entrenador **Giuseppe Amico**, por su paciencia y apoyo para el logro de mis metas personales y por aportar a esta obra un modelo de entrenamiento completo y útil. ¡Seguimos juntos!

A mi brillante colega la **Dra. Audry Chacín**, por su responsabilidad, profesionalismo, apoyo y por la revisión de algunos capítulos. ¡Gracias por estar siempre!

A mi querido nutricionista deportivo **Carlos Lezama**, por su compromiso y asesoría en el capítulo de suplementos. ¡Gracias por tu apoyo y cariño!

A mis queridos colaboradores **Mónica Mosquera**, **Tito Luzardo**, **Anna Paola Mannucci** y **Ana D'escrivan**, por el apoyo y revisión de algunos capítulos de esta obra.

A mi querida **Rosanna Dituri**, por su cariño, paciencia, invaluable apoyo y asesoría, en la primera revisión de algunos capítulos.

A mi genial diseñador **Víctor Blanco**, por entender claramente lo que quería y poner todo su genio, talento y creatividad para llevar este libro a otro nivel. ¡Eres lo máximo!

Al talentoso fotógrafo **José Blanco**, por su entusiasmo, creatividad y pasión para hacer de la fotografía de este proyecto una obra de arte. ¡Gracias por tu buena vibra!

A la **Sociedad Científica Venezolana de Obesología**, especialmente a mi gran aliada y amiga, la Dra. Mariela Berrisbeitía, de quien recibí el impulso invaluable para escribir este libro. ¡Gracias por tu apoyo!

A mis amigas **Alexandra Núñez, Dianela Córsica, Rosy Álvarez** y **Julia Castejón**, por compartir buenos momentos de alegría, ilusiones y desahogo. ¡Las quiero un montón!

A mi querida **Laura Posada**, por brindarme su cariño y apoyo incondicional, y sobre todo, por inspirarme con su belleza, inteligencia y fuerza interior. ¡Eres grande!

A mis querida **Janettsy Chizar, Maria Julia Escotet, Elvia Beatriz** y **Belkis Lanz**, por su cariño, apoyo y buenos deseos desde que llegue a Estados Unidos. ¡El mejor equipo!

Un agradecimiento muy especial a los cientos de pacientes que confiaron en mi trabajo y pudieron cambiar sus vidas. Han sido una gran motivación para mí porque me impulsaron a estudiar más y seguir generando conocimiento sobre la obesidad y su tratamiento. ¡Son mi motivación!

A todos los que desde la medicina, la nutrición, el deporte y la comunicación social inspiran y difunden la información adecuada para la salud y la vida, y promueven buenos hábitos. ¡Todos sumamos!

Finalmente, pero nunca de últimos, a esa maravillosa comunidad saludable de las redes sociales, que me motiva con sus comentarios, cariño, dudas y sugerencias. ¡Mil gracias por acompañarme!

Bibliografía

PRIMERA PARTE. DE LA OSCURIDAD A UN NUEVO AMANECER EN TU VIDA

Álvarez-Castro, P., S. Sangiao-Alvarellos, I. Brandón-Sandá y F. Cordido. 2011. "Función endocrina en la obesidad", *Endocrinología y Nutrición*, vol. 58. núm. 08. http://zl.elsevier.es/es/revista/endocrinologia-nutricion-12/funcion-endocrina-obesidad-90028497-revisiones-2011.

Barlow, D. H, T. J. Farchione, C. P. Fairholme, K. K. Ellard, C. L. Boisseau, L. B. Allen y J. T. Ehrenreich May. 2011. *Unified Protocol for Transdiagnostic Treatment of Emotional Disorders*.

Bray, G. 1989. "Classification and Evaluation of the Obesity", *Medical Clinics of North America*, vol. 73, núm. 1, 161-183.

Bray, G., C. Bouchard y W. P. T. James. 1998. "Definitions and Proposed Current Classifications of Obesity", en Bray, G., C. Bouchard y W. P. T. James, eds. *Handbook of Obesity*. Nueva York: Marcek Dekker, 31-40.

Chopra, Deepak. 2014. *¿De qué tienes hambre?* Barcelona: Urano.

McGraw, Dr. Phil. 2003. *La solución definitiva al sobrepeso. Siete claves para alcanzar tu peso ideal.* México, D. F.: Aguilar.

Miller, R. y S. Rollnick. 2003. *La entrevista motivacional.* Barcelona: Paidós Ibérica, Cap. 2.

Moral García, J. E., y F. Redondo Espejo. 2008. "La obesidad. Tipos y clasificación". Buenos Aires: *Educación Física y deportes* (www.efdeportes.com), año 13, num. 122. www.efdeportes.com/efd122/la-obesidad-tipos-y-clasificacion.htm.

Valenzuela M, Alex. 2008, *Obesidad y sus comorbilidades*. Primera edición. Santiago de Chile: Maval Impresores.

SEGUNADA PARTE: PREPÁRATE PARA GANAR

Adrià, F., V. Fuster y J. Corbella. 2010. *La cocina de la salud. El manual para disfrutar de una vida sana.* Barcelona: Planeta.

Adrià, Ferran 1997. *Los secretos de El Bulli: recetas, técnicas y reflexiones.* Barcelona: Altaya.

Alviña, Marcela. 1996. "Alimentos". En: Nutrición y Salud. Ed: Manuel Ruz, Héctor Araya; Eduardo Atalah, Deli Soto. Departamento de Nutrición. Facultad de Medicina Universidad de Chile,.

American College of Sports Medicine, American Dietetic Association y Dietitians of Canada. 2000. "Nutrition and Athletic Performance", *Medicine & Science in Sports & Exercise*, vol. 32, núm. 12, 2130-2145.

American Heart Association. 2010. "Know Your Fats", en: http://www.heart. org/HEARTORG/Conditions/Cholesterol/PreventionTreatmentofHighCholesterol/ Know-Your-Fats_UCM_305628_Article.jsp.

American Heart Association. 2013. "AHA Recommendation: Milk Products", en: http://www.heart.org/HEARTORG/GettingHealthy/NutritionCenter/Milk-Products_UCM_306008_Article.jsp.

American Heart Association. 2013. "Cereales fantásticos: ¡haga que sean integrales!", en: http://www.heart.org/HEARTORG/GettingHealthy/NutritionCenter/ SimpleCookingwithHeart/Cereales-fant%C3%A1sticos-%C2%A1haga-que-sean-integrales_UCM_445510_Article.jsp.

American Heart Association. 2014. "Eat More Chicken, Fish and Beans", en: http://www.heart.org/HEARTORG/GettingHealthy/WeightManagement/LosingWeight/Eat-More-Chicken-Fish-and-Beans-than-Red-Meat_UCM_320278_Article. jsp.

American Heart Association. 2015. "Dairy Products – Milk, Yogurt, and Cheese", en: http://www.heart.org/HEARTORG/GettingHealthy/NutritionCenter/ Milk-Products_UCM_306008_Article.jsp.

Ascencio Peralta, C. 2012. *Fisiología de la nutrición*. México, D. F.: McGraw-Hill.

Ballesteros Vázquez, M., A. Jimeno Fernández, L. Ugedo Ucar. 2003. *Biología 2*. Fuenlabrada: Santillana.

Botanica Online. "Beneficios de las infusiones", en: http://www.botanical-online.com/fitoterapia_beneficios.htm.

Camelon, K. M., et al. 1998. "The Plate Model. A Virtual Method of Teaching Meal Planning", *Journal of the Academy of Nutrition and Dietetics*, vol. 98, núm. 10, 1155-1158.

Campbell, N., R. Correa-Rotter, B. Neal y F. P. Cappuccio. 2011. "New Evidence Relating to the Health Impact of Reducing Salt Intake", *Nutrition, Metabolism & Cardiovascular Diseases*, vol. 21, 617-619.

Castro Rodríguez, Belén. 2010. *Equilibrio alimentario*: claves para una buena salud, Instituto Tomás Pascual Sanz. Madrid. En: http://www.institutotomaspascualsanz.com/descargas/formacion/publi/Libro_Equilibrio_Alimentario.pdf

Castro Rodríguez, B., J. Martínez Fernández y A. Perote. *Vive Sano. Hábitos de salud y nutrición desde la escuela*, Instituto Tomás Pascual Sanz. Madrid. En: http://www.institutotomaspascualsanz.com/descargas/formacion/publi/Libro_Vive_Sano.pdf

Colin Campbell, T. y Thomas M. Campbell. 2006. *The China Study. Startling Implications for Diet*, Weight Loss and Long-Term Health. Dallas: BenBella Books.

Consejo para la Información sobre Seguridad de Alimentos y Nutrición. "Leche de vaca: lo que dice la ciencia" en: http://www.cisan.org.ar/articulo_ampliado.php?id=153&hash=4d55f0322f106f45823e004bd5docfd6.

Drinkwater, L. E. 2009. "Ecological Knowledge: Foundation for Sustainable Organic Agriculture", en C. Francis, ed., *Organic Farming: The Ecological System*, 19-48. Madison: American Society of Agronomy, Crop Science Society of America, Soil Science Society of America.

FAO/OMS/UNU. 1985. *Necesidades de energía y proteínas*. Organización Mundial de la Salud. Serie de informes técnicos. Ginebra: OMS. En: http://apps.who.int/iris/bitstream/10665/40157/1/WHO_TRS_724_(part1)_spa.pdf.

FAO/OMS/UNU. 2004. *Human energy requirements*. Report of a Joint FAO/WHO/UNU Expert Consultation. Roma: FAO.

FDA, Food and Drug Administration. "Como usar la etiqueta de la Información Nutricional", en: http://www.fda.gov/downloads/Food/ResourcesForYou/Consumers/Seniors/UCM255434.pdf.

García Arias, M. T. y M.C. García Fernández. 2003. *Nutrición y Dietética*. León, España: Universidad de León.

Jakubowicz, D. 2012. *Adiós al sobrepeso. La revolución de los sensores metabólicos y el método circadiano*. Barcelona: Planeta.

Lichtenstein, A. H., L. J. Appel, M. Brands, M. Carnethon, S. Daniels, et al. 2006. "Diet and Lifestyle Recommendations Revision 2006: A Scientific Statement from the American Heart Association Nutrition Committee". AHA Scientific Statement 114:82-96.

Lutz, C. y K. Przytulski. 2011. *Nutrición y dietoterapia*. México, D. F.: McGrawHill.

Marcason, W. 2006. "How Many Grams of Trans-Fat Are Recommended per Day?", *Journal of the American Dietetic Association*, vol. 106, num. 9, 1507.

Mi Herbolaria. "Beneficios de uso de la fitoterapia", en: http://herbolaria. altervista.org/articulos/fitoterapia.html.

National Institute on Alcohol Abuse and Alcoholism. "Alcohol Calorie Calculator", en: http://rethinkingdrinking.niaaa.nih.gov/toolsresources/caloriecalculator.asp.

National Institute on Alcohol Abuse and Alcoholism. "What Is a Standard Drink?", en: http://pubs.niaaa.nih.gov/publications/Practitioner/pocketguide/pocket_guide2.htm.

Office of Disease Prevention and Health Promotion. "Physical Activity Guidelines for Americans", en: http://health.gov/paguidelines/guidelines/.

Organización Mundial de la Salud. 2002. "Informe de salud en el mundo 2002: reducir los riesgos y promover una vida sana", en: http://www.who.int/whr/2002/Overview%20spain.pdf.

Organización Mundial de la Salud. 2003. "Dieta, nutrición y prevención de enfermedades crónicas". Informe de una Consulta Mixta de Expertos OMS/FAO. OMS, Serie de Informes Técnicos 916, en: http://www.who.int/nutrition/publications/obesity/WHO_TRS_916_spa.pdf.

Organización Mundial de la Salud. 2004. "Estrategia mundial sobre régimen alimentario, actividad física y salud", en: http://www.who.int/dietphysicalactivity/strategy/eb11344/strategy_spanish_web.pdf.

Organización Mundial de la Salud. 2013. "Estrategia mundial sobre régimen alimentario: Fomento del consumo mundial de frutas y verduras", en: http://www.who.int/dietphysicalactivity/fruit/es/index1.html.

Ortega RM, Rodríguez-Rodríguez E. 2010. *Recomendaciones en Nutrición y Hábitos de vida saludables desde la Oficina de Farmacia*. Instituto Tomás Pascual Sanz para la Nutrición y la Salud, Colegio Oficial de Farmacéuticos de Madrid y Real Academia Nacional de Farmacia. Libro digital.

Ortemberg, A. 2004. *Guía básica de los superalimentos*. Buenos Aires: Océano Group.

Pamplona Roger, J. D. 1999. *Enciclopedia de los alimentos y su poder curativo*. Tomos 1 y 2. Biblioteca educación y salud. Madrid: Safeliz.

Pamplona Roger, J. D. 1999. *Enciclopedia de los alimentos. Recetas saludables*. Biblioteca educación y salud. Madrid: Safeliz.

Plaza, M. "El placer de comer", en: http://www.inspirulina.com/el-placer-de-comer.html.

Roseman, M. G. et al. 2011. "A Content Analysis of Kindergarten-12th Grade School-Based Nutrition Interventions: Taking Advantage of Past Learning", Journal of Nutrition Education and Behavior, vol. 43, núm1, 2-18.

Ruiz-Roso, B., L. Pérez-Olleros, M. García-Cuevas. 2001. "Influencia de la fibra dietaria (FD) en la biodisponibilidad de los nutrientes", en *Fibra dietética en Iberoamérica: Tecnología y salud: Obtención, caracterización, efecto fisiológico y aplicación en alimentos*. Sao Paulo, Brasil: Varela Editora e Libraría, 345-370.

Savona, Natalie. 2012. El gran libro de los jugos, batidos y tés. Bogotá: Círculo de Lectores.

Schlick, G. y D. Bubenheim. 1993. "Quinoa: An Emerging 'New' Crop with Potential for CELSS", en: http://ntrs.nasa.gov/archive/nasa/casi.ntrs.nasa.gov/19940015664.pdf.

Smith-Spangler, C., et al. 2012. "Are Organic Foods Safer or Healthier Than Conventional Alternatives?: A Systematic Review", *Annals of Internal Medicine*, vol. 157, núm. 5, 348–366.

Texas Heart Institute. 2014. "Vitaminas: cómo actúan y dónde conseguirlas", en: http://www.texasheartinstitute.org/HIC/Topics_Esp/HSmart/vita_sp.cfm.

U. S. Department of Health and Human Services. "Active at Any Size", en: http://www.win.niddk.nih.gov/publications/active.htm.

U. S. Department of Health and Human Services. "Caminar... un paso en la dirección correcta" en: http://www.win.niddk.nih.gov/publications/caminar.htm.

U. S. Department of Health and Human Services. "Cómo mejorar su salud: Consejos para adultos", en: http://www.win.niddk.nih.gov/publications/para_adultos.htm.

U. S. Department of Health and Human Services. "Cuánto debo comer", en: http://win.niddk.nih.gov/publications/PDFs/cuanto_debo_comer.pdf.

U.S. Department of Health and Human Services. "2010 Dietary Guidelines", en: http://www.dietaryguidelines.gov.

U.S. Food and Drug Administration, Center for Food Safety and Applied Nutrition. "How to Understand and Use the Nutrition Facts Label", en: http://www.fda.gov/Food/IngredientsPackagingLabeling/LabelingNutrition/ucm274593.htm.

U.S. Food and Drug Administration. 2008. "Food Label Helps Consumers Make Healthier Choices", en Consumer Health Information, en: www.fda.gov/downloads/forconsumers/consumerupdates/ucm199361.pdf.

USDA, Center for Nutrition Policy and Promotion. "My Plate Food Guidance System", en: http://www.choosemyplate.gov.

Watson, L. y M. J. Dallwitz. 2008. "The grass genera of the world", en: http://delta-intkey.com/grass/www/avena.htm.

Wolff, K. et al. 2009. "The Diabetes Literacy and Numeracy Education Toolkit (DLNET)", en The Diabetes Educator, vol. 35, num. 2, 233-245.

TERCERA PARTE. CREA TU PROPIA CAJA DE HERRAMIENTAS

Academy of Nutrition and Dietetics. "The Basics of the Nutritional Facts Panel", en: www.eatright.com.

ADA/DC/ACSM. 2000. "Position of the American Dietetic Association, Dietitians of Canada, and the American College of Sports Medicine: Nutrition and Athletic Performance", *Journal of the American Dietetic Association*, vol. 100, núm. 12, 1543-1556.

Aguilar Cordero, M. J., A. M. Sánchez López, N. Mur Villar, I. García García, M. A. Rodríguez López, A. Ortegón Piñero y E. Cortés Castell. 2014. "Cortisol salival como indicador de estrés fisiológico en adultos; revisión sistemática", *Nutrición Hospitalaria*, vol. 29, núm. n05.

Allen, K., et al. 2013. *ACSM's Guidelines for Exercise Testing and Prescription*, Riverwoods, Illinois: Wolters Kluwer Health.

American College of Sports Medicine. 2007. "Position Stand: American College of Sports Medicine. Exercise and Fluid Replacement", *Medicine and Science in Sports and Exercise*, vol. 39, núm. 2, 337-390 [10.1249/mss.ob013e31802ca597].

Applegate, E. 1999. "Effective nutritional ergogenic aids", *International Journal of Sport Nutrition*, vol. 9, núm. 2, 229-39.

Ariza, M. G. 2013. "El estrés engorda", en: http://suite101.net/article/el-estres-engorda-a52905

Benoit, S. C., E. L. Air, L. M. Coolen, R. Strauss, A. Jackman, D. J. Clegg, et al. 2002. "The Catabolic Action of Insulin in the Brain is Mediated by Melanocortins", The Journal of Neuroscience: *The Official Journal of the Society for Neuroscience*, vol. 22, núm. 20, 9048-9052.

Bent, S., T. Tiedt, M. Odden y M. Shlipak. 2003. "The Relative Safety of Ephedra Compared with Other Herbal Products", *Annals of Internal Medicine*, vol. 138, núm 6, 468-471.

Blair S. N., H. W. Kohl, B. F. Gordon y R. S. Paffenbarger. 1992. "How Much Physical Activity Is Good for Health?", *Annual Review of Public Health*, núm. 13, 99-126.

Blanchard, D., G. Griebel y R. J. Blanchard. 2001. "Mouse Defensive Behaviors: Pharmacological and Behavioral Assays for Anxiety and Panic", *Neuroscience Biobehavioral Reviews*, vol. 25, núm. 3, 205-218.

Blitstein, J. y W. Douglas. 2006. "Use of Nutrition Facts Panel Among Adults Who Make Household Food Purchasing Decisions", *Journal of Nutrition Education and Behavior*, vol. 38, núm. 6, 360-364.

Brillon, D. J., et al. 1995. "Effect of Cortisol on Energy Expenditure and Amino Acid Metabolism in Humans", *The American Journal of Physiology*, vol. 268, E501-13.

Brown, E. C., R. A. DiSilvestro, A. Babaknia, S. T. Devor. 2004. "Soy Versus Whey Protein Bars: Effects on Exercise Training Impact on Lean Body Mass and Antioxidant Status", *Nutrition Journal*, vol. 3, núm. 22.

Burke, L. 2007. *Pratical Sports Nutrition*, 1ª ed. Champaign, Illinois: Human Kinetics.

Burke, L. M., G. Millet, M. A. Tarnopolsky. 2007. "Nutrition for Distance Events", *Journal of Sports Sciences*, vol. 25 Supl. 1, S29-38.

Burke, L. y V. Deakin, eds. 2010. *Clinical Sports Nutrition*. 4ª ed. North Ryde, Australia: McGraw Hill.

Burke, L., E. Broad, G. Cox, B. Desbrow, C. Dziedzic, S. Gurr, B. Lalor, G. Shaw, N. Shaw, G. Slater. 2010. "Supplements and Sports Foods", en Burke, L. y V. Deakin, ed., *Clinical Sports Nutrition*. North Ryde, Australia: McGraw Hill.

Campbell. B., R. B. Kreider, T. Ziegenfuss, P. La Bounty, M. Roberts, D. Burke, J. Landis, H. Lopez y J. Antonio. 2007. "International Society of Sports Nutrition Position Stand: Protein and Exercise", *Journal of International Society of Sports Nutrition*, vol. 4, núm. 8.

Carli, G., M. Bonifazi, L. Lodi, C. Lupo, G. Martelli y A Viti. 1992. "Changes in the Exercise-Induced Hormone Response to Branched Chain Amino Acid Administration", *European Journal of Applied Physiology and Occupational Physiology*, vol. 64, núm. 3, 272-7.

Craciun, A. M., J. Wolf, M. H. Knapen, F. Brouns y C. Vermeer. 1998. "Improved Bone Metabolism in Female Elite Athletes after Vitamin K Supplementation", *International Journal of Sports Medicine*, vol. 19, núm. 7, 479-484.

Dryden, S., H. Frankish, Q. Wang, G, Williams. 1995. "The Serotonin (5-HT) Antagonist Methysergide Increases Neuropeptide Y (NPY) Synthesis and Secretion in the Hypothalamus of the Rat", *Brain Research*, vol. 699, núm. 1, 12-18.

Duperly, J. 2000. "Actividad física y obesidad", *Acta Médica Colombiana*, vol. 25, núm. 1.

Duperly, J. 2004. "Estilo de vida saludable: un reto que vale la pena", *Revista Colombiana de Cardiología*, vol. 11, núm. 3.

Duperly, J. 2005. "Sedentarismo vs ejercicio en el síndrome metabólico", *Acta Médica Colombiana*, vol. 30, núm. 3.

Eberle Girard, S. 2006. Endurance Sports Nutrition, 2ª ed. Champaign, Illinois: Human Kinetics.

Esmarck, B., J. L. Andersen, S. Olsen, E. A. Richter, M. Mizuno y M. Kjaer. 2001. "Timing of Postexercise Protein Intake is Important for Muscle Hypertrophy with Resistance Training in Elderly Humans", *The Journal of Physiology*, 535 (Pt 1), 301-11.

FDA, Food and Drug Administration. Cómo usar la etiqueta de información. *Manual de instrucciones para adultos mayores*, en: http://www.fda.gov/downloads/Food/FoodborneIllnessContaminants/UCM255434.pdf.

Fernández Vaquero, A. 2006. "Respuesta cardíaca al ejercicio", en López Chicharro, J. y A. Fernández Vaquero, ed., *Fisiología del ejercicio*, 3ª ed. Madrid: Panamericana.

Fogelholm, M., I. Ruokonen, J. T. Laakso, T. Vuorimaa, J. J. Himberg. 1993. "Lack of Association Between Indices of Vitamin B1, B2, and B6 Status and Exercise-Induced Blood Lactate in Young Adults", *International Journal of Sport Nutrition*, vol. 3, núm. 2, 165-176.

Garber, C. E., et al. 2011. "Quantity and Quality of Exercise for Developing and Maintaining Cardiorespiratory, Musculoskeletal, and Neuromotor Fitness in Apparently Healthy Adults: Guidance for Prescribing Exercise", *Medicine & Science in Sports & Exercise*, vol. 43, núm. 7, 1334-1359.

Gleeson, M. y N. C. Bishop. 2000. "Elite Athlete Immunology: Importance of Nutrition", *International Journal of Sports Medicine*, vol. 21 (Supl. 1), S44-50.

Goldstein, E., T. Ziegenfuss, D. Kalman, R. Kreider, B. Campbell, C. Wilbor, *et al.* 2010. "International Society of Sports Nutrition Position Stand: Caffeine and Performance", *Journal of the International Society of Sports Nutrition*, vol. 7, núm. 1.

Graham, T. E. 2001. "Caffeine and Exercise: Metabolism, Endurance and Performance", *Sports Medicine* (Auckland, N.Z.), vol. 31, núm. 11, 785-807.

Graham, T. y L. Spriet. 1995. "Metabolic, Catecholamine, and Exercise Performance Responses to Various Doses of Caffeine", *Journal of Applied Physiology*, vol. 78, núm. 3, 867-874.

Green, A. R., J. K. Aronson, G. Curzon y H. F. Woods. 1998. "Metabolism of an Oral Tryptophan Load. I: Effects of Dose and Pretreatment with Tryptophan", *British Journal of Clinical Pharmacology*, vol. 10, núm. 6, 603-610.

Guyton, A. 2006. Tratado de fisiología médica, 11ª ed. Madrid: Elsevier.

Instituto Nacional Sobre el Envejecimiento. 2010. "Ejercicio y actividad física", en: https://www.nia.nih.gov/espanol/publicaciones/ejercicio-actividad-fisica

John Duperly, MD, PhD; Claudia V. Anchique, MD. 2000. "Actividad física y prevención cardiovascular", *Texto de medicina interna: Aprendizaje basado en problemas*. Asociación Colombiana de Medicina Interna, Editorial Distribuna, Tomo I, Capítulo 20, págs. 233-243.

Jorm, A. F., A. E. Korten, H. Christensen, P. A. Jacomb, B. Rodgers y R. A. Parslow. 2003. "Association of Obesity with Anxiety, Depression and Emotional Well-Being: A Community Survey", *Australian and New Zealand Journal of Public Health*, vol. 27, núm. 4, 434-440.

Kalman, D., S. Feldman, M. Martinez, D. R. Krieger, M. J. Tallon. 2007. "Effect of Protein Source and Resistance Training on Body Composition and Sex Hormones", *Journal of International Society of Sports Nutrition*, vol. 4, núm. 4.

Knitter A.E., L. Panton, J. A. Rathmacher, A. Petersen y R. Sharp. 2000. "Effects of Betahydroxy-Beta-Methylbutyrate on Muscle Damage After a Prolonged Run", *Journal of Applied Physiology*, vol. 89, núm. 4, 1340-1344.

Kreider, R. B. 1999. "Dietary Supplements and the Promotion of Muscle Growth with Resistance Exercise", en *Sports Medicine*, vol. 27, núm. 2, 97-110.

Kreider, R. B. 1999. "Effects of Protein and Amino-Acid Supplementation on Athletic Performance", en: http://www.sportsci.org/jour/9901/rbk.html.

Kreider, R. B. 2003. "Effects of Creatine Supplementation on Performance and Training Adaptations", *Molecular and cellular biochemistry*, vol. 244, núms. 1-2, 89-94.

Kreider, R., B. Leutholtz, F. Katch y V. Katch. 2009. Exercise & Sport Nutrition. Santa Barbara: Fitness Technologies Press.

Leutholtz, B. y R. B. Kreider. 2001. "Exercise and Sport Nutrition", en T. Wilson y N. Temple, ed., *Nutritional Health*, Totowa, N. J.: Humana Press, 207-239.

López Morales, J. L. y E. J. Garcés de los Fayos Ruiz. 2012. "Hacia una integración comprensiva de la obesidad desde una perspectiva multidisciplinar", *Nutrición Hospitalaria*, vol. 27, núm. 6, 1810-1816.

Mataix Verdu, J. y J. González Gallego. 2002. "Actividad física y deporte", *Nutrición y alimentación humana*. Madrid: Ergon.

Nagle D. G., D. Ferreira, Y. D. Zhou. 2006 "Epigallocatechin-3-Gallate (EGCG): Chemical and Biomedical Perspectives", *Phytochemistry*, vol. 67, núm. 17, 1849-1855.

Nair, K. S. 1992. "Leucine as a Regulator of Whole Body and Skeletal Muscle Protein Metabolism in Humans", *The American Journal of Physiology*, 263 (5 Pt 1): E928 34.

Nakagawa K., M. Ninorniya, T. Okubo, N. Aoi, L. R. Juneja, M. Kim, K. Yamanaka y T. Miyazawa. 1999. "Tea Catechin Supplementation Increases Antioxidant Capacity and Prevents Phospholipid Hydroperoxidation in Plasma of Humans", *Journal of Agricultural and Food Chemistry*, vol. 47, núm. 10, 3967-73.

National Center for Chronic Disease Prevention and Health Promotion. The benefits of Physical Activity in the prevention and treatment of chronic disease: a general overview. 2006. http://www.cdc.gov/chronicdisease/pdf/2009-Power-of-Prevention.pdf

Nieman, D. C. 1999. "Nutrition, Exercise, and Immune System Function", *Clinics in Sports Medicine*, vol. 18, núm. 3, 537-548.

Nieman, D. C. 2001. "Exercise Immunology: Nutritional Countermeasures", *Canadian Journal of Applied Physiology*, vol. 26 (Supl.), S45-55.

Organización Mundial de la Salud. "Actividad física", en: http://www.who.int/dietphysicalactivity/pa/es/.

Organización Mundial de la Salud. 2014. "Las 10 causas principales de defunción", en: http://www.who.int/mediacentre/factsheets/fs310/es/index.html.

Pardo Lozano, R., Y. Álvarez García, D. Barral Tafalla y M. Farré Albaladejo.

2007. "Cafeína: un nutriente, un fármaco, o una droga de abuso", *Adicciones*, vol. 19, núm. 3.

Pariza M. W., Y. Park y M. E. Cook. 2000. "Mechanisms of Action of Conjugated Linoleic Acid: Evidence and Speculation", Proceedings of the Society for Experimental Biology and Medicine. *Society for Experimental Biology and Medicine* (New York, N.Y.), vol. 223, núm. 1, 8-13.

Peniche Zeevaert, C. y B. Boullosa Moreno. 2011. *Nutrición aplicada al deporte*, 1ª ed. México, D. F.: McGrawHill Interamericana.

Petróczi, A., D. P. Naughton, J. Mazanov, A. Holloway y J. Bingham. 2007. "Perfomance Enhancement with Supplements: Incongruence Between Rationale and Practice", *Journal of the International Society of Sport Nutrition*, vol. 4, núm. 19.

Rodriguez, N. R., N. M. DiMarco y S. Langley. 2009. "Position of the American Dietetic Association, Dietitians of Canada, and the American College of Sports Medicine: Nutrition and Athletic Performance", *Journal of the American Dietetic Association*, vol. 109, núm. 3, 509-527.

Schwartz, M. W., S. C. Woods, D. Porte, R. J. Seeley y D. G. Baskin. 2006. "Central Nervous System Control of Food Intake", *Nature*, vol. 404, 661-67.

Silva, Jaime R. 2005. "Ansiedad y sobrealimentación. Comedores y refrenados", *Investigación y ciencia*, núm. 341, 33-34.

Speed, D. B., T. D. Noakes, T. Boswell, J. M. Thompson, N. Rehrer y D. R. Boswell. 2001. "Response to a Fluid Load in Athletes with a History of Exercise Induced Hyponatremia", *Medicine and Science in Sports and Exercise*, vol. 33, núm. 9, 1434-1442.

Tarnopolsky, M. A., G. Parise, N. J. Yardley, C. S. Ballantyne, S. Olatinji y S. M. Phillips. 2001. "Creatine-Dextrose and Protein-Dextrose Induce Similar Strength Gains During Training", *Medicine and Science in Sports and Exercise*, vol. 33, núm. 12, 2044-2052.

Taylor, C. L. y V. L. Wilkening. 2008. "How the Nutrition Food Label Was Developed: The Nutrition Facts Panel", *Journal of the American Dietetic Association*, vol. 108, núm. 3, 437-442.

Trumbo, P., S. Schlicker, A. A. Yates y M. Poos; Food and Nutrition Board of the Institute of Medicine, The National Academies. 2002. "Dietary Reference Intakes for Energy, Carbohydrate, Fiber, Fat, Fatty Acids, Cholesterol, Protein and Amino Acids", *Journal of the American Dietetic Association*, vol. 102, núm. 11, 1621 1630.

U.S. Department of Health and Human Services. "2010 Dietary Guidelines", en: http://www.dietaryguidelines.gov.

U.S. Department of Health and Human Services. 2008. "2008 Physical Activity Guidelines for Americans", en: http://www.health.gov/paguidelines/pdf/paguide.pdf.

U.S. Food and Drug Administration, Center for Food Safety and Applied Nutrition. "How to Understand and Use the Nutrition Facts Label", en: http://www.fda.gov/Food/IngredientsPackagingLabeling/LabelingNutrition/ucm274593.htm.

USDA, Center for Nutrition Policy and Promotion. "My Plate Food Guidance System", en: http://www.choosemyplate.gov.

Vásquez-Machado, M. y G. Ulate-Montero. 2010. "Regulación del peso corporal y del apetito", *Acta Médica Costarricense*, vol. 52, núm. 2.

Vega Romero, F., A. Carbajal-Azcona y O. Moreiras. 1996. "Necesidades de energía y nutrientes en atletas. Deficiencias más comunes", *Revista Clínica Española*, vol. 196, núm. 6, 381-387.

Williams, M. 1999. "Facts and Fallacies of Purported Ergogenic Amino Acid Supplements", *Clinics in Sports Medicine*, vol. 18, núm. 3, 633-649.

Williams, M. 2006. "Dietary Supplements and Sports Perfomance: Herbals", *Journal of the International Society of Sports Nutrition*, vol. 3, núm. 1, 1-6.

Williams, M. H. 1989. "Vitamin Supplementation and Athletic Performance", *International Journal for Vitamin and Nutrition Research*. Supplement, 30, 163-191.

CUARTA PARTE. ¡ACTÚA YA!

Dyer, W. 2014. *Todo lo que puedas imaginar*. México, D. F.: Grijalbo.

Hardy, D. 2010. *The Compound Effect*. Filadelfia: Vanguard Press.

Hardy, D. *Living Your Best Year Ever*. Audiolibro, en: http://bestyearever.success.com/http://darrenhardy.success.com/2010/12/live-your-best-year-ever/.

Rohn, J. *Challenge to Succed*. Audiolibro, en: http://www.jimrohn.com/.

Thomas, E. 2011. *The Secret to Success*. Spirit Reign Publishing.

Thomas, E. 2013. *Greatness Is Upon You*. ETA Publishing

Alimentación Sana:
alimentacion-sana.org

Choose My Plate - United States Department of Agriculture:
choosemyplate.gov

Department of Agriculture. Dietary Guidelines for Americans, 2015:
health.gov/dietaryguidelines/

Fundación Bengoa:
fundacionbengoa.org

iSalud & Juan Madrid:
doctorjuanmadrid.com

Kids Health:
kidshealth.org

National Eating Disorders Association:
nationaleatingdisorders.org

National Institutes of Health - Office of Dietary Supplements:
ods.od.nih.gov/HealthInformation/RecursosEnEspanol.aspx

Organización de las Naciones Unidas para la Alimentación y la Agricultura:
fao.org/home/es/

Organización Mundial de la salud:
who.int/es

Sociedad Española para el Estudio de la Obesidad (SEEDO):
seedo.es

Whey Protein Institute:
wheyoflife.org

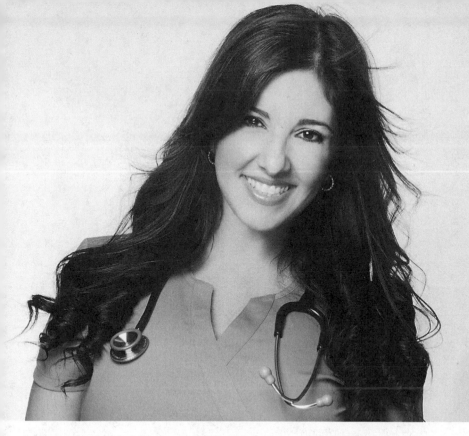

Biografía

Samar Yorde nació en Beirut (Líbano), y fue educada en Venezuela. Es la creadora de la red social @SoySaludable orientada al desarrollo de buenos hábitos de salud, nutrición, actividad física, bienestar emocional y prevención de enfermedades, que cuenta con la colaboración de médicos, nutricionistas, psicólogos y entrenadores profesionales. Yorde, médica especialista en salud pública con certificación en medicina de obesidad, es también locutora profesional, *coach* de salud certificada, motivadora, conferencista y facilitadora de aprendizaje. Participa regularmente en programas de radio y televisión realizando segmentos de salud, nutrición y cocina saludable.

🐦 @SoySaludable

📷 /soysaludable

f /SoySaludable

▶ Soy Saludable TV

Colaboradores

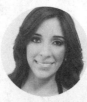

Tarek Yorde. Periodista, escritor, consultor en mercadeo político y de servicios. Especializado en mercadeo de políticas públicas y comunicación institucional, docente universitario y conferencista. Presta su ayuda a gobiernos y empresas dedicadas al servicio.

director@taycom.com.ve

tarekyorde@gmail.com

🐦 @Tarek_Yorde

📷 tarekyorde

📘 /tarekyorde

S tarekyorde

Audry Chacín. Médica Cirujana egresada de la Universidad del Zulia. Actualmente realiza el Curso Superior Avanzado en Medicina de Obesidad de la Sociedad Científica Venezolana de Obesología. Directora Médica de las consultas de SoySaludable en Venezuela, Certificación Internacional en Kinantropometría de la Sociedad Internacional para el Avance de la Kineantropometría (ISAK) Nivel 1, 2014. Certificada en nutrición deportiva por la Federación Española de Aeróbic y Fitness (FEDA), 2014. Certificada en prescripción de ejercicio por el Colegio Americano de Medicina Deportiva, 2013. Diplomada en actividad física, salud y calidad de vida por el Instituto Panamericano de Educación Física y la Universidad del Zulia, 2013.

draaudrychacin@gmail.com

🐦 @AudryChacin

📷 AudryChacin

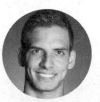

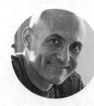

Carlos Lezama. Licenciado en nutrición y dietética por la Universidad Central de Venezuela (UCV). Nutricionista deportivo y asesor del Instituto Gatorade de Ciencias del Deporte. Director de Atlas Nutrition C.A. Profesor de la Escuela de Nutrición y Dietética de la Universidad Central de Venezuela UCV. Profesor del postgrado de nutrición clínica del Hospital Universitario de Caracas. Antropometrista de la Sociedad Internacional para el Avance de la Kineantropometría (ISAK), nivel 2. Conferencista y *crossfitter*.

carloslezama@atlasve.com

www.atlasve.com

🐦 @karloslezama

🐦 @AtlasNutritionV

📷 karloslezama

📷 atlasnutritionve

Giuseppe Amico. Empresario y propietario del gimnasio Fortis Gym en Maracaibo, Venezuela, con más de 20 años de experiencia. Obtuvo una certificación de primer nivel en actividad física, nutrición y dietética de la Universidad Internacional de Nutrición y Actividad Física en Estados Unidos. Posee además una certificación como entrenador personal por la Asociación Italiana de Deporte y Cultura y una certificación por la Academia del Fitness (IFBB) en Italia con el título de Instructor de Fisicoculturismo y Fitness. Certificado por la Asociación Mundial de Fisicoculturismo Amateur.

pinoamicoma@gmail.com

📷 pinotraining